史大卓

医论医话

史大卓 著

人民卫生出版社
·北京·

图书在版编目（CIP）数据

史大卓医论医话 / 史大卓著 . —北京：人民卫生
出版社，2023.9
ISBN 978-7-117-35368-7

Ⅰ.①史⋯　Ⅱ.①史⋯　Ⅲ.①医论－汇编－中国－现
代②医话－汇编－中国－现代　Ⅳ.①R249.7

中国国家版本馆 CIP 数据核字（2023）第 178750 号

人卫智网　**www.ipmph.com**	医学教育、学术、考试、健康， 购书智慧智能综合服务平台	
人卫官网　**www.pmph.com**	人卫官方资讯发布平台	

史大卓医论医话
Shi Dazhuo Yilun Yihua

著　　者：史大卓
出版发行：人民卫生出版社（中继线 010-59780011）
地　　址：北京市朝阳区潘家园南里 19 号
邮　　编：100021
E - mail：pmph @ pmph.com
购书热线：010-59787592　010-59787584　010-65264830
印　　刷：三河市博文印刷有限公司
经　　销：新华书店
开　　本：889×1194　1/32　印张：6.5
字　　数：146 千字
版　　次：2023 年 9 月第 1 版
印　　次：2023 年 10 月第 1 次印刷
标准书号：ISBN 978-7-117-35368-7
定　　价：59.00 元
打击盗版举报电话：010-59787491　E-mail：WQ @ pmph.com
质量问题联系电话：010-59787234　E-mail：zhiliang @ pmph.com
数字融合服务电话：4001118166　E-mail：zengzhi @ pmph.com

前　言

　　格物致知，谙阴阳互根互生互化之理，明人体脏腑生克乘侮关系，然后用自然药物的阴阳属性调理脏腑气血阴阳的偏盛偏衰，建立新的阴平阳秘，为中医治疗疾病的中矩。这和现代医学运用理化检查发现疾病生理、病理改变后的拮抗、逆转、补充、替代治疗明显不同。传统中医在不断认知疾病、防治疾病的过程中，从实践中不断积累经验、发展技术，而后升华为理论和系统的理法方药体系，并不断丰富完善，在养生和疾病治疗、康复等方面皆形成了自身的特色和优势。在现代医学迅速发展的今天，传统中医整体辨证观指导下的由外及内、整体归纳演绎认知疾病的方法仍是现代普遍采用的探索疾病病因的一个主要模式，其治疗疾病注重整体功能综合调整的方法也逐渐得到认同，并在临床不断转化应用。

　　传统中医药学自神农尝百草、黄帝岐伯问答，经历了汉代张机博采众方、创六经辨证，晋代葛洪肘后应急，金代李杲补土益元，再到清代叶桂卫气营血辨证，王清任解剖明脏腑、制活血诸方，以及现代运用活血化瘀法治疗冠状动脉粥样硬化性心脏病（简称：冠心病），用清热通腑开窍法治疗脑卒中，泻下通腑解毒法治疗急腹症，益气活血法治疗慢性心力衰竭，青蒿素治疗疟疾，三氧化二砷治疗白血病等，皆为仁人志士在不同时代和不同科技水平下不断实践、探索后对传统中医药学的发展创新，显著提高了许多疾病的临床疗效。为应对新型冠状病毒感染，中医根据浊毒、秽毒、温毒等的认识而产生的相应方药，对疫情的防控也产生了积极作用。尽管传统中医对某些疾病发病机理的认识和治疗方法有待提升完善，临床疗效也与人们的期望存在一定差距，但不断纠偏和试错是任何一门科学发展不可避免的过程，也是逐渐接近正确的方法。只要在临床实践过程中有所发现和感悟，即使有些偏颇，也比墨守成规、"唯古是从"对中医药的发展更有积极意义。

传统中医药学数千年的发展，在一定程度上是在整体观、阴阳辨证观、联系动态平衡观等方法论的指导下，由医者通过望、闻、问、切而取类比象、司外揣内，不断认识疾病、发展完善疾病诊断和治疗方法的过程，是经验医学、实践医学，或者说是实证医学的结晶，是医学、人文、哲学结合的奇葩。中医临床医生因学术传承、实践经历和学习背景不同，在认识和治疗疾病的方法上也必然会有诸多不同。即使治疗同一患者，不同医生的辨证和治疗方法也可能存在较大差异（尤其是对慢性复杂性疾病的辨证与治疗），但大多情况下皆可获得一定的疗效，这就产生了不同中医学派的学术争鸣。正是这种争鸣，促进了中医学术的发展，促进了中医临床整体诊疗水平的提升。

不同医者对同一患者辨识出不同证候，对同一种证候不同医者采用不同治法和方药，这些都是中医临床常见的现象。如胸阳闭阻的胸痹心痛，既可用宣痹通阳的方药治疗，也可用芳香温通的方药治疗，还可采用辛温通阳的方药治疗。肝郁脾虚证的患者，既可疏肝以健脾，采用逍遥散为主方治疗；也可运土以达木，采用香砂六君子汤加减为主方治疗。前者使肝木疏达、肝不克脾，脾气自可复其健运；后者使脾气健运、气机升降有常，肝木自可疏达。虽然对同一患者的治法和方药可有多样，但皆是利用药物的阴阳属性调整机体阴阳平衡，故虽治法方药不同，但临床皆有一定的疗效。

　　笔者从事中医和中西医结合内科临床工作四十多年,在学习中医和临床实践中时常将点滴的感悟体会记录下来,或求教于前辈,或议辩于同道,或求证于临床实践。记得大学和研究生学习阶段,常和同学争执中医和中西医结合的学术问题,各执其是,互不相让,甚至争执后几天不相往来,然后又涣然冰释、友善如初,其求学之执着、情感之真切,至今让人感怀,愈思愈觉温馨。临床工作二十多年后,仍然会为某个患者的诊断治疗和同事产生分歧,在争论中乐此不疲,以为事理越辩越明。但过了不惑而接近知天命,甚至于耳顺的年龄,才知道许多事理并不是越辩越明,而大多是越辩越认为"正确"在自己手中,或者越辩越觉得事理难明。"盲人摸象"的故事便是对人们争论时的形象描述:以点带面,就会以偏概全,只有摸的部位足够多,才能接近实物的本体。于是,"博采众方、勤求古训"的重要性便不言而喻了。在没有机会或能力接触物体的全貌时,尽力在"糊涂"中求些"致知",应是为医治学的一种积极态度。

　　笔者将点滴中医感悟整理发表于相关学术期刊,在研究生读书时便进行了一些尝试。我至今记得收到第一篇学术论文——《脾胃与冠心病的关系》被《山东中医杂志》录用通知后的喜悦。1999 年我被聘为博士生指导老师后,虽还不断坚持笔耕,但也多了一种方式——即在工作之余和学生及同事讨论方药的临床应用、疾病的辨证辨病方法及人体阴阳平衡、气血冲和的机理时,让他们将讨论结果整理出来,然后自己修改后发表。最近在工作之余,随意翻阅以前发表的与中医临床诊疗和用药相关的论文,既感其对临床有一定意义,也意识到当时的一些认识与观点或多或少存在不足,于是用了半年多时间,从临床实际应用出发,将原来撰写的文稿进行系统修改,同时增添一些新的经验体会,著成《史大卓医论医话》一书。本书分为医理发微、方药寻幽、治病求源三部分，既包括病证结合、疾病病因病机认识，也包括中药药引、组方配伍规律、方药与病证对应和活血化瘀方药应用要点的思考，还涉及临床内科慢性疑难病治疗的个人经验体会。此外，本书还涉及了清代宫廷医案药引的应用方法，为方便读者理解、查阅，笔者对医案中的一些通假字、异体字等未进行修改，尽量保持了原文的原貌。本书涉及范围虽然较广，但皆为个人几十年临床经验的积累，若能在和同道分享过程中，对中医临床疗效的提高有所裨益，则愿可足，诚望同道明鉴和指正。

在此书即将付梓之际，由衷感谢博士生导师、国医大师陈可冀院士，已故的硕士生导师、中西医结合血液病专家顾振东教授，以及各个时期指导我学习和临床实践的前辈，是他们的博学和仁心仁术督促我在中医和中西医结合的临床实践中一以贯之、不敢稍有懈怠；由衷感谢一起工作的同事、同学，在一起临床和学习过程中，是他们的聪明智慧和无私帮助给我许多启发，让我不断提高业务水平，使许多认知更切合临床；由衷感谢出版社的同志在本书编写过程中给予许多宝贵建议，并对全书进行逐字逐句校对，使本书得以顺利出版。当然，由于时间或水平所限，书中可能有一些不足或疏漏之处，恳请广大读者批评指正。

史大卓

2023 年 5 月于北京西苑

目　录

第一章　医理发微…………………………………………………1

一、"病因、病位、病性、病势"整体辨证方法的思考…………1

二、不仅要注重"气行血行",还要注重"血载气行"…………6

三、调理脾胃升降和疏达肝郁…………………………………8

四、现代温热病卫气营血传变特点和辨证治疗………………11

五、中医病因病机认识发展和临床疗效提高…………………15

六、心脑血管血栓性疾病"瘀""毒"的互结从化……………22

七、动脉粥样硬化斑块与血脉癥瘕……………………………27

八、"虚在气、留在瘀"为介入后冠心病的主要病机…………32

九、从痰瘀互结谈心血管病辨证治疗…………………………34

十、胸痹心痛病机认识的演变和益气活血法的应用…………36

十一、心肌缺血预适应对冠心病整体辨证治疗的启示………38

十二、气血津液互生互化与心血管病辨证治疗………………42

十三、谈中医临床辨病论治……………………………………46

十四、结合舌质舌体,辨黑苔和黄苔的寒热虚实……………51

十五、整体平衡的动态联系决定了同一病证不同方药

　　　治疗的有效性………………………………………53

第二章　方药寻幽………………………………………………57

一、中医临床治病不仅要证对应,也要方病对应……………57

二、李杲益气升阳用药特点和配伍规律………………………63

三、中医临证组方配伍的阴阳互用 ············ 68

四、清代宫廷医案应用药引的方法 ············ 72

五、三七粉冲服治疗消化性溃疡 ············ 81

六、苦参妙用治疗口腔和皮肤病 ············ 82

七、活血化瘀药治疗内科疾病的要点 ············ 85

八、仲景用附子浅析 ············ 95

九、仲景用桂枝浅析 ············ 100

第三章　治病求源 ············ 108

一、以肝肾亏虚为主轴辨治高血压病 ············ 108

二、调和阴阳治疗女性围绝经期高血压 ············ 114

三、从血浊谈胸痹心痛辨证治疗 ············ 119

四、从气（阳）虚痰瘀互结谈胸痹心痛 ············ 123

五、注重脾胃运化和气机升降治疗冠心病 ············ 126

六、冠心病不同类型和阶段的治疗方法 ············ 129

七、冠心病的中医治法与经验方药 ············ 132

八、急性心肌梗死舌象变化与治疗方法 ············ 137

九、介入治疗后冠心病的中医治疗 ············ 142

十、从虚、瘀、水互结互化谈慢性心力衰竭的中医
治疗 ············ 147

十一、通阳化气行水和泻肺平喘治疗慢性心力衰竭的
局限性 ············ 155

十二、降肺通腑在慢性心衰治疗中的应用 ············ 157

十三、双心疾病的中医治疗应注意抑郁和焦虑的
区别 ············ 158

十四、从"风"邪致病论治阵发性室上性心动过速 ………162

十五、以"筋缓无力"和"痉挛强直"为纲辨治中风 ………167

十六、以柔肝平肝、息风安神法论治失眠 ……………171

十七、从肝藏血、主疏泄辨治围绝经期综合征 …………176

十八、从阴分、血分、伏毒谈急性白血病辨证治疗 …………180

十九、以滋肾填精化气法治疗慢性再生障碍性贫血 …………183

二十、整体辨证和局部辨病结合,治疗消化性溃疡 …………186

二十一、滋肾温肾、搜剔骨骱经筋寒湿瘀热,治疗类

风湿关节炎 ……………………192

第一章 医理发微

一、"病因、病位、病性、病势"整体辨证方法的思考

传统中医辨证方法,包括八纲辨证、脏腑辨证、六经辨证、卫气营血辨证及三焦辨证等,分别从不同角度对疾病的证候特点及传变规律进行了分析归纳,但每种辨证方法均有自身的局限,如在辨识疾病过程中存在病因相对不清、病位较为模糊、病性比较绝对,对病势的辨识重视不足等。且不同辨证方法之间存在一定程度的概念交叉和重复。

将传统中医辨证方法进行比较分析,不难发现不同辨证方法皆是从不同侧面辨析疾病的病因、病位、病性和病势。20世纪90年代,中医提出"证素"的概念,但这一概念仅是对传统中医辨证方法的解析,并未对不同辨证方法的结果进行整体综合概括,因此对临床辨证治疗的指导意义较为有限。

1. 辨病因强调"内因""外因"的相互作用

中医病因学说与现代医学还原论的病因学不同:中医病因是医者根据患者的症状体征,采用取类比象、演绎归纳的方法对患者表现在外的"象"进行综合、归纳和演绎,即"审证求因"所得出的结果。传统中医学将病因分为"内因、外因、不内外因",一般可由八纲辨证、六经辨证、脏腑辨证等辨证方法推理衍化而来。中医病因是抽象的概念,不是具体的病原微生物,也不仅是体内生态微环境的改变。《素问·刺法论》云:"正气存内,邪不可

干。《素问·上古天真论》云："精神内守,病安从来。"《金匮要略·脏腑经络先后病脉证第一》云："四季脾旺不受邪。"可见,中医病因学强调的是疾病发病过程中人体正气(内因)和外在致病因素(外因)的相互作用。

八纲辨证对疾病病因的认识,主要体现在对病因属性的辨析上,即根据内外因相互作用产生的临床表征,将病因的属性分为阴阳、表里、寒热、虚实。病因属性不同,疾病的病位和传变也不相同。气血津液辨证中涉及的病因主要有水饮、痰浊、瘀血等,既是病理产物,又是致病因素,可影响脏腑气血运行,导致继发性病理改变。脏腑辨证对病因的认识主要体现在脏腑五行的生克制化。中医学认为,人体中的五脏是一个整体。在疾病过程中,由于五脏生克制化的异常,某一脏阴阳失调,往往可累及他脏:如肝气横逆可克伐脾土,此时横逆的肝气是脾土受制的原因,治疗首当疏肝理气,其次为健运脾土。

在辨析病因的过程中,传统中医强调内因和外因不同,认为相同性质的邪气以不同方式作用于人体后,其病性、病位、病势可不相同。如外感湿邪多在肌表,内生湿邪多在脾胃,且多表现为"从胃热化,从脾寒化"。风邪外感多在肌表,以足太阳经为主,病势可趋向阳明经或少阳经传化;内风发病多在肝、肾,病势多可逆行上亢、直窜脑络。"不内外因"是对病因中那些没有典型内外侵袭途径的致病因素的概括,如外伤、房事、金刃、虫兽所伤等。这些致病因素造成疾病的表现与内伤或外感明显不同,既不属于六经,也不属于卫气营血、脏腑和气血津液,因此传统中医将这一类致病因素归于不内外因。随着中医骨伤、皮肤病等学科的发展,目前人们逐渐将不内外因归于外因范畴。

2. 辨病位注重疾病"象"的归纳演绎

脏腑辨证是辨析疾病病位的主要方法,尽管传统中医对人体解剖定位的认识不同于现代人体脏腑解剖的实质性结构,具有主观抽象性,但在辨析疾病病位的过程中,也体现出一定的解剖属性,和脏腑气血运行及证候演变赋予的抽象概念。六经辨证将病位划为六个不同阶段,同时根据经络所属脏腑将病位划分为较为轻浅的经证和偏于里的腑证,如太阳病既有抽象意义的太阳表实证,又有具体脏器病变的膀胱蓄水证。卫气营血辨证、三焦辨证则是根据脏腑气血的联系,通过其不同的功能,辨析疾病的不同病位。

传统中医学对病位的抽象认识,建立在脏腑气血功能的基础上,属于对形而上的"象"的归纳。这种方法不受实体物质具体形态的限制,将复杂的人体结构按照系统功能进行分类,在辨证过程中将抽象的病位和病因有机结合,体现了人体的系统性和整体性。如瘟疫类疾病,在未明确病原体之前,根据致病疫毒与人体正气之间相互作用产生的症状体征,不仅可辨析邪气性质,还可了解疫毒侵犯的部位,从而指导临床治疗。传统中医在瘟疫病防治过程中,通过临床观察总结提出许多新的病位概念,如吴有性(字又可)提出的"膜原"病位,具有特定的内涵,是瘟疫类邪气最常侵犯的部位。邪气盘踞膜原不仅难以清解,而且因为其既靠近上焦心肺,又靠近中焦脾胃,故盘踞此处的瘟疫邪毒既可逆传心包导致神昏谵语,也可上传肺脏出现高热咳喘。同时,瘟疫邪毒还可下传中焦、逆乱脾胃气机,或与肠中糟粕相结化燥成实,或与内湿胶结导致呕恶痞满,甚或痼结于血分成为癥瘕。尽管膜原是一个抽象概念,无实质性解剖结构,但却能较好地解释瘟疫病邪致病的特点和传变规律,指导临床辨证治疗。

3. 辨病性注重"阴阳"的对立统一

疾病的病性包括阴阳、寒热、虚实三个方面,是对人体正邪相互作用状态的概括,其中阴阳为纲,是从整体把握疾病的状态。在此基础上,进一步对寒热、虚实属性进行辨析,结合病位,形成初步的辨证结果。需要注意的是,在病性辨识中阴阳、寒热、虚实虽然相互对立,但并不相互排斥。如寒热、虚实两种病性,尽管属于相反的两个属性,但其却可同时存在于同一患者身上:大青龙汤证为外感风寒、内有郁热;消渴病多为燥热和阴(津)伤并存;甘草泻心汤证为太阳病脾胃虚弱误治后,寒热互结于中焦,导致气机壅滞产生痞满。以上均是寒热、虚实两种性质在疾病某一阶段同时出现的状态。

气血津液辨证,不仅包括病位因素,也包括病性因素。气血津液是人体重要的组成成分,各有不同的内涵。相对于津液,气血属阳,得温则行,遇寒则凝;相对于气血,津液属阴,更易被温热邪气所伤。所以,气血津液辨证也可在一定程度上反映整体的寒热属性。

4. 辨病势明晰疾病的发展传变

病势指疾病的发展和传变的趋势。中医临床能通过观察患者临床体征的变化,对患者疾病发展趋势进行辨识,以指导临床治疗。如《温热论·逆传入营》指出:"务在先安未受邪之地,恐其陷入易易耳。"辨病势主要包括如下几个方面:①病位传变:病位传变包括表里传变、脏腑经络传变、六经传变和卫气营血传变等。病位传变的主要原因是正邪盛衰的变化:邪盛正衰则疾病向内向里传变,正盛邪退则向外、向表传变。六经传变和卫气营血传变在外感疾病中较为常见,尤其是瘟疫类疾病。疫疠之气由口鼻而入,初起病邪多伏膜原,病位传变与伤寒六经传变不同,常逆传心包或内结胃肠,具有速度快、病势急的特点。②病性演变:寒热、阴阳、虚实是中医对疾病属性的描述。阴阳从整体反映了疾病发展趋势,寒热是阴阳的一个具体表现,虚实是对人体正邪盛衰的概括。影响疾病属性变化的因素有先天禀赋、正邪盛衰、病邪轻重,以及是否有兼有痰瘀病理产物积聚等。③正邪盛衰转化:病势的辨析能明确疾病发展演变的趋势,其在湿热类和温热类疾病尤为明显。叶桂(字天士)《温热论》指出:"盖伤寒之邪,留恋在表,然后化热入里;温邪则热变最速。"湿热类疾病由于湿与热合、易蒙上流下,不仅病位易于变化,病势也常随不同脏腑功能的不同而变化:湿热留滞中焦,影响脾胃功能,升降纳运失调,治疗多采用辛开苦降法,代表方为平胃散、半夏泻心汤类等,清热燥湿之时顾护脾胃阳气运化;湿热流于下焦,壅遏肝经,郁滞化火伤及肾阴,治疗多采用知柏地黄丸等,清化湿热、固护阴精。④正邪缓急转化:即使疾病病机相同、病位一致,但因患者禀赋和邪气强弱不同,疾病趋势也可有缓急之分。如《伤寒论》中的大、小承气汤,《金匮要略》中的大、小建中汤,这里的"大"和"小"即有病势缓急之意。大承气汤证为中焦燥热结聚,且有伤阴之势,故急下存阴;小承气汤证虽邪热内结逐渐成实,但病势缓和,故去芒硝,此为下法之缓者。大、小建中汤证均为中焦阳气亏虚、阴寒内滞,但大建中汤证寒邪较盛、腹痛剧烈、病势较急,故重用辛温散寒治其标,辅以甘温补中治其本;小建中汤证中阳虚弱、病势缓和,因此治疗以辛甘化阳缓中之方缓缓图之。再如补中益气汤和参苓白术散均是治疗脾气亏虚的方剂,二者病位、病性基本相同,但病势不同:补中益气汤证的病势是脾气虚弱、清气升举无力,治疗宜甘温补气配合升阳举陷之品;参苓白术散证的病势为脾气虚弱、水湿内滞胃肠,出现清浊不分的泄泻,治疗宜健运中焦、分清泌浊、利小便实大便。由于病势不同,尽管都是脾气虚,治法也有较大差异。

总之,在临床疾病辨证治疗过程中,如何执简驭繁、整体综合辨识疾病发生发展的规律及人体正气和致病因素相互作用的病理状态,仍是中医临床必须面对的问题。传统中医的脏腑辨证、八纲辨证、气血津液辨证、六经辨证等辨证方法,在临床运用上虽有一定的交叉,但相对独立,各成体系,在一定程度上影响了疾病证候和病机的整体概括归纳。在传统中医辨证方法的基础上,进行"病因、病位、病性、病势"有机结合的疾病整体综合辨识,有助于客观把握疾病的虚实盛衰、病位、传变趋势和演变规律,对指导临床辨证治疗疾病具有重要的意义。

二、不仅要注重"气行血行",还要注重"血载气行"

传统中医关于"气""血"两者关系的认识,包括气血的生理、病理和其所涉及相关疾病的辨证、治法、遣方用药等方面。在人体的构成方面,认为"人之所有者,血与气耳"。强调气血是构成人体的基本物质;在人体的病理生理方面,认为"气血冲和,万病不生,一经怫郁,诸病生焉""血气不和,百病乃变化而生"。强调气血冲和是人体健康的根本;在治疗方面,主张应"疏其血气,令其调达,而致和平",指出了气血不调所致相关疾病的治疗方法。可见,传统中医非常重视气血的互生互化关系和冲和调顺的状态。

在"气为血帅""气行血行"以及"有形之血不能速生,无形之气需当速固"等认识的影响下,临床内科气血失和相关疾病的治疗一般多"从气调血",如"理气活血""益气活血""益气摄血""益气生血"等,以和血为主调理气机者一般较少论及。其实,传统中医在气血的相互关系中,虽然重视"气行血行",但也十分注重"血脉"调和的重要性,如"血为气母""血以载气"等。在临床常用疏理气机的方药——柴胡疏肝散、四逆散中,前方于理气药(陈皮、柴胡、香附、枳壳)中加川芎、芍药活血,后者于理气药(柴胡、枳壳)中加芍药养血活血,皆体现了从血调气以使血和气行的配伍方法。气行于血脉之中,依附于血的运行而升降出入,运行全身。清代王清任创制的治疗胸中血瘀的血府逐瘀汤,为传统活血化瘀的代表方,此方从两个方面体现了从血调气:一为在应用当归、红花、赤芍、桃仁等活血化瘀药的基础上,小量配伍柴胡、枳壳、桔梗,以治血为主,调气为辅;二为方中柴胡、枳壳、桔梗、川牛膝的配伍,在调理气机升降的基础上配伍牛膝引血下行,使血以载气,达到调和气机升降的目的。此配伍方法成为后世调和气机升降的一个代表方法。

20世纪60~70年代以来,国医大师陈可冀院士和已故的名老中医郭士魁教授倡导活血化瘀治疗缺血性心脑血管病,并辐射至临床各科,提高了临床各科疾病的疗效。他们应用活血化瘀药的一个主要特点就是在重用活血化瘀药的同时,配伍少量理气药。如他们研制的治疗冠状动脉粥样硬化性心脏病(简称:冠心病)的活血化瘀代表方——冠心Ⅱ号方,由丹参、赤芍、红花、川芎、降香组成,前四味药属于活血化瘀药,仅最后一味降香可理气,虽言理气,但活血化瘀也是其功用的主要方面。金元时期李杲的补中益气汤,本为补气升清、治疗清气下陷的方药,在黄芪、党参、白术、柴胡、升麻的基础上,加当归养血活血、调和十二经血脉;近代名医张锡纯的镇肝熄风汤,本为治疗肝肾亏虚、肝阳暴亢的方剂,在龟甲、杭白芍、玄参、天冬滋补肝肾的基础上,加怀牛膝引血下行,以平上亢之阳。这两方也体现了"从血调气"的治法。

血瘀是指血脉中血液运行迟缓或阻塞不通。因血以载气，气需依附于血脉运行周身，故鲜有血瘀而气行条畅者。因此，治疗血瘀相关疾病，不仅要注意"气为血帅""气行血行"，还要注意"血为气母""血以载气"，以达到使气血冲和，疾病向愈的目的。

三、调理脾胃升降和疏达肝郁

清升浊降，是人体气机运行的基本形式。其规律是清气注于阴，藏于五脏；浊气注于阳，行于六腑。清中有浊，浊中寓清。脾胃是气机升降的枢纽，脏腑气机的升降必得脾胃的枢转才能正常。正如《四圣心源》所说："脾升则肾肝亦升，故水木不郁；胃降则心肺亦降，故金火不滞……中气者，和济水火之机，升降金木之轴。"肝体阴而用阳，肝体得脾精的柔润，才不致刚烈；肝有脾胃气机升降的枢转，才不致遏滞。

脾胃同居中州，是气机升降的必经之路，肝胆之气须通过此才能发挥升发疏泄的功能。若中焦壅滞、气机痞塞，肝胆之气附丽于壅滞之邪而郁遏，郁滞过甚，则可化热化火，逆乘上炎，诸恶丛生。所以临床上调理脾胃升降，对疏达肝气有重要意义。观前贤疏达肝气诸方，大都注意了调理脾胃气机的升降。如四逆散，方中柴胡一般多认为可疏肝解郁、和解少阳，但《神农本草经》谓其主肠胃中结气、饮食积聚、寒热邪气。方用柴胡和枳实配伍升清降浊；白芍和枳实同用，畅通气滞；甘草培补中州。全方诸药配伍，主治肝气郁结、气机不和诸证。柴胡疏肝散，是在四逆散基础上，加香附、川芎活血疏肝，陈皮行脾之滞气。再如《景岳全书》中治木郁土壅、湿滞中焦的解肝煎（白芍、紫苏叶、半夏、陈皮、砂仁、厚朴、茯苓），名为解肝，实际只有白芍养阴柔肝，紫苏叶芳香行气，其余均属理湿化滞、调理脾胃之品，其目的在于调畅中焦气机以疏达肝气。再如温胆汤，方用半夏、竹茹清气化痰、降逆和胃，陈皮、枳实行气化滞，茯苓、甘草补中和胃。名曰温胆，实际是清化痰热、和降胃气使胆气舒展。胃气上逆，则胆气不能下降而郁滞，胃气愈逆而胆气愈郁，郁而化热，热扰于胃，故出现胸闷、心烦、呕恶等症状，所以采用清降胃气以和胆的方法治疗。

肝气郁结，表现为精神抑郁、嘿嘿不欲饮食、胁腹胀满者，大致可分为两种类型：一是忧愁思虑、情志不遂、肝气郁结；二是脾胃气机升降失常，肝气壅遏而郁结。肝气的疏畅条达和脾胃气机升降相辅相成，即使情志抑郁引起的肝气不舒，也往往兼有脾胃转枢不利的病理机制。治疗脾胃失运、升降失常而致肝郁者，应从调理脾胃入手，斡旋中焦气机，冀肝气无所遏止而顺其疏畅条达之性；情志不舒而致肝郁的，疏肝解郁佐以升降脾胃，如疏之不应，亦可采用调理脾胃升降为主治疗。

脾胃失运，壅滞肝气，虽有虚、实、虚实掺杂三种情况，但气机痞塞、升降失常是导致肝气疏泄不利的关键。虚者以无力升清为主，精微不布、肝木失养，肝气亦因之而虚。临床表现为四肢困倦乏力、情志抑郁、大便溏薄、水谷不化、胁腹胀满、舌淡苔白腻、脉沉细或沉弦。治疗可用补中健脾益气法，用《普济方》六君子汤（四君子汤加黄芪、山药）、黄芪建中汤加减，其中黄芪要重用，俾其升补中气而使肝气升发。实者以浊气不降为主，多由胃失和降累及于胆，表现为胸胁脘腹胀满、口苦、嗳气吞酸、大便不畅或不通，甚则胆汁外溢而出现黄疸，舌苔厚浊或黄腻、脉弦滑。治疗可泻可化，可用枳实导滞丸、温胆汤加大黄、茵陈或茵陈蒿汤加减。泻肠胃即是泻胆，胃气降胆气自可复其和降。临床虚实夹杂者最为常见，脾胃失运，水谷留滞，痰湿、食积壅滞中焦、阻遏气机，影响肝胆的疏泄，表现为四肢困倦、大便溏薄、纳呆厌食、胁腹胀满、胃脘嘈杂、神情抑郁、脉弦或濡缓、舌苔白腻。如因肝郁乘脾所致者，可表现为以肝郁气滞症状为主，兼见脾虚纳呆、苔白腻、舌体胖大有齿痕等。此时治疗应健脾化湿、升降脾胃为主，用香砂六君子汤、甘草泻心汤加紫苏叶或用张锡纯的培脾疏肝汤加减。培脾舒肝汤用黄芪、白术补脾胃之气，用桂枝、柴胡助脾气之升，用陈皮、厚朴助胃气之降。诸药合用，俾脾胃健运，清升浊降，而使肝气疏达。脾胃气机升降枢转失常是影响肝气疏达的重要原因，故调脾胃以疏肝木要注意升降气机：升清者，如葛根、桔梗、防风、升麻、柴胡等；降浊者，如厚朴、半夏、枳壳、大黄（3g 左右）等。

近代医家张锡纯云："欲治肝者，原当升脾降胃，培养中宫，俾中宫气化敦厚，以听肝木自理，即有时少用理肝之药，亦不过为调理脾胃剂中辅佐之品。"又说："'见肝之病，当先实脾'二句，从来解者，谓肝病当传脾，实之所以防其传，如此解法固是，而实不知实脾，即所以理肝也。"所以，临床遇到肝气郁结、肝脾不调、肝胃不和一类的病症时，不仅要注意疏肝木运脾土，还要注意调理脾胃升降以疏达肝木，尤其是后者，在疏肝木运脾土方法不应时，往往能收到好的效果。

验案举隅

赵某，女，32 岁，因和近邻生气，而致精神抑郁，胸胁胀闷，大便不畅，嘿嘿不欲饮食，苔白腻而稍厚，脉弦滑。曾多处求医，屡不见效。观前医诊方，基本是柴胡疏肝散、越鞠丸加用理气疏肝药。笔者改用健运脾胃、升降气机之法，用香砂六君子加减：木香、陈皮、半夏、砂仁、苍术、党参、茯苓、厚朴、生麦芽、甘草、生姜。

服药三剂,诸症明显好转。二诊苍术改为白术,继服三剂而病愈。此方以香砂六君子汤运脾化湿,用厚朴、生麦芽升降脾胃、舒展气机,不治肝而肝气自顺,故收到满意疗效。

四、现代温热病卫气营血传变特点和辨证治疗

清代名医叶天士的卫气营血辨证,是中医温病辨证和治法学的重要内容,现代中医临床将此辨证方法普遍用于指导温热病(包括细菌感染、病毒感染及传染病等)的治疗。随着抗生素、解热镇痛药及糖皮质激素的广泛应用,现代温热病的临床特征发生了明显的变化。现代中医临床如何运用卫气营血辨证指导温热病治疗的选方用药,如何根据具有代表意义的临床症状、体征进行卫气营血辨证,需要结合现代温热病的临床特点归纳分析。

1. 现代温热病初起多见卫、气同病

在现代中医临床诊疗中,除普通感冒外的多数温热病患者,就诊时极少仅见典型的卫分证(如发热、咳嗽、咽痛、微恶风寒等症状),即使流行性病毒性感冒早期,亦较多见卫气同病,即卫分证不明显,或仅有微恶风寒、咽痛,但气分证的发热、汗出、舌红、苔黄或黄腻、脉数有力等表现却较突出。此时治疗当辛凉宣散与清解气分邪热并用,选方银翘散、桑菊饮合白虎汤、竹叶石膏汤、黄连解毒汤等加减。脏腑热盛者根据所在脏腑加减用药,在肺用黄芩、鱼腥草、蒲公英;在心用黄连、栀子、淡竹叶;在肝用龙胆草、栀子;在脾胃用黄连、石膏;热结于阳明,则结合大黄、芒硝等通腑泻下治之。临床用药要谨防两个极端:一是拘泥于初起有卫分证而不敢用清热解毒之品,一味辛凉透散;二是一见发热,即投以重剂苦寒药物,一味苦寒清热。此时应卫气双解、辛凉宣

透而不过于耗散,清气分热邪的同时给邪热以出路。

2. 现代温病气分热重而单纯清热不效者,多挟湿邪

某些温热病如流感、病毒性肺炎、严重急性呼吸综合征(SARS)以及新型冠状病毒感染等,病邪在气分阶段如发热重而单用清热解毒效果不明显,此时应详细诊察,辨识是否兼有湿邪。若见舌苔白腻、白厚、黄腻、浊腻,甚至舌苔无厚腻或黄腻,仅见午后发热,汗出齐颈而还,口不干渴者,多应考虑有湿浊之邪阳遏肌腠、经络、中焦或膜原,治疗当视湿邪所在部位不同给予相应治疗:上焦者治以宣化,中焦者治以苦燥,下焦者治以淡渗,因势利导、使湿去热孤。在此基础上配合清热解毒之法,则邪热易去。方可选藿朴夏苓汤、达原饮、三仁汤、甘露消毒丹等。此时用药切忌一味苦寒,过于苦寒,则寒遏阳气,使气化不利,湿与邪热胶结,反使湿邪缠绵、疾病难愈。

3. 现代许多温病发病似伏气温病,初起即见邪热直入营血

现代许多温热病患者发病具有古人所述的"伏气温病"特点,如病毒性心肌炎、SARS、新型冠状病毒感染及其他一些病毒感染性疾病,在发病前多有一定的潜伏期,至发病出现临床症状,病邪多已在营分血分。伏气温病之邪热发于内在伏邪,邪既可外出达于气分,亦可直接燔灼于营血,致热盛动血、血络破损,造成各种营血症状;同时热灼阴津、热血互结,致营血凝涩,亦有瘀血的表现。若邪热所致营血症状随热势渐退,则疾病向愈;若烦躁、谵语、昏愦不减,则疾病恶化。究其原因:一是伏热重而蕴郁过深,外热虽去而营血分邪热闭阻于内;二是邪热耗阴伤津,阴血枯竭不能托邪外出;三为热邪与湿邪互结,难解难去,上蒙清窍。如属前者,应加大清热凉血解毒之力,用水牛角、人工牛黄、生地黄、紫花地丁、蒲公英、板蓝根等,同时加透邪外出之品,以透解郁热,但要注意不可因药物过寒而留邪。如属营阴虚,则多兼瘀,其治疗应用大剂养阴凉血散瘀之药,重用生地黄、玄参等,同时用凉血散瘀药赤芍、牡丹皮、丹参等。邪热与湿邪胶结,则其治疗应加芳香化湿、透邪外出之品,如藿香、佩兰、生薏苡仁、荷梗等。

4. 营血分证要注重舌象诊察,不必拘泥于斑疹、出血和神志改变

温病中营分证与血分证并没有本质的区别,所以在温热病的严重阶段,临床多诊断为"邪入营血"。传统的营分证主要症状是:身热夜甚、斑疹隐隐、烦躁、时有谵语、舌质红绛、苔黄、脉细数;血分证则出血见症更明显,神志症状更重。现代中医临床温热病辨证"邪入营血",不能皆以神志改变和出血见症为标准。传统中医邪热入营血证似可包括三个方面的病理改变:一为邪热入营血,上扰心神;二为邪热入营血,迫血妄行;三为邪热与营血互结,致血行艰涩瘀滞。故同是营血分证,临床症状和舌脉可以有很大的差异。舌为心之苗,《世医得效方》云:"心之本脉系于舌根,脾之络脉系于舌旁,肝脉循阴器,络于舌本,肾之津液出于舌端,分布五脏,心实主之。"说明五脏百脉皆汇集于舌,故舌的色泽变化能较好地反映机体营血运行的状态。结合现代中医临床,邪热迫血妄行和神志改变,多见于温热病的危重状态,如感染性休克、弥散性血管内凝血等。但从一般温热病而言,较多见的是邪热与营血互结,表现在舌象上为舌质红或红绛、暗红、紫暗,舌上有瘀斑、瘀点,不一定皆有出血和神志改变。临床许多感染性疾病,如病毒性心肌炎、病毒性肝炎、SARS,甚至于新近流行的新型冠状病毒感染,多可见舌质红或红绛、暗红、紫暗,舌上有瘀斑、瘀点,而出血和神志改变不十分明显,但是用清热、凉血、散瘀之法多可获得较好的疗效,此可作为营血分病变不一定有出血和神志改变这一认识的佐证。此外,在某些温热病中,有时即使有神志改变,也不一定属营血分证。湿热阻于中焦或膜原,三焦气机不畅、清阳不升、清窍被蒙、痰热扰心,同样会有神志昏蒙、烦躁、不寐、癫狂等,此时多伴有舌苔白厚、浊腻、黄腻、黄燥,舌体往往胖大。临床治疗以清化中焦湿热、透达膜原为法,选用达原饮、草果知母汤等,可获满意疗效。温热病热结阳明,上扰心神,亦可出现谵语、神昏、循衣摸床等神志改变,此时多有舌苔黄燥、焦黑起刺。临床治以通腑泻热,选用承气汤类方加减,使邪热去则神自安。因此,温热病营血分证不一定必须有出血见证和神志改变,有了神志改变也不一定属于营血分证,临证必须四诊合参,尤其要重视舌象的辨析。

5. 急性温热病早期多可见气血同病

一些较严重的急性感染性疾病,如重型流行性感冒、重型病毒性肝炎、SARS、新型冠状病毒感染等,其临床发展过程往往不是按卫、气、营、血四个阶段逐一传变,常常在发病初期既可见高热、汗出等气分大热的表现,又有斑疹、神昏、舌质红绛、紫暗,或有瘀斑瘀点等邪入营血的表现。此时辨证属气血两燔或气血同病,治疗当气血同治,清热解毒与凉血散瘀并用,方可选白虎汤合清营汤、犀角地黄汤、化斑汤、清瘟败毒散加减化裁治疗。已故著名中医姜春华教授倡导温热病截断扭转治法,即温病早期卫气分病发热时,即可用大剂清热解毒或凉血解毒药。热毒之邪侵犯人体,尤其是现代的一些流行性传染性疾病,最易侵营入血,即使没有神昏谵语、斑疹、尿血、便血、舌质红绛、发绀等症状,亦多见有潜在的营血运行异常的病理改变,如血液成分或血液流变学的异常,早期适时运用清气凉血散瘀的方药,对防止病情进展恶化具有重要的意义。

五、中医病因病机认识发展和临床疗效提高

传统中医药学与华夏传统文化可以说是同步起源发展的。从人类诞生起,对于如何消除疾病痛苦、改善生活质量和预测疾病预后的尝试就从未停止过,只是由于历史各个阶段认识自然和认识人体生理病理改变能力的不同,人类防治疾病的方法途径皆有相应的局限。传统中医学防治疾病的方法不可能如现代医学一样深入到人体的组织结构和基因、蛋白等分子水平。现代医学是随着近代机械化革命而迅速发展的,解剖学、病理生理学、分子生物学、功能基因组学等的兴起,使人类认识疾病的某些病理变化、治疗感染性疾病和控制自身代谢性、免疫性疾病成为可能,并在近 50 年来取得了迅速发展。但慢性疾病甚至急性感染性疾病的治疗效应仍远远滞后于人类健康的需求,不用说艾滋病、肿瘤、糖尿病、慢性肾功能衰竭等,即使是病毒性感冒,其康复也基本是依靠人体的自我修复能力。人作为一个整体,作为一个生活于自然环境的生物,是否罹患疾病,是否可从疾病中康复,是否健康,除应从解剖、生理病理和现代基因分子方面认识外,显然整体的认识和基于此认识基础上防治疾病的方法在现代科学如此迅速发展的今天仍具有十分重要的价值。

传统中医学阴阳五行学说的产生和《黄帝内经》的问世,与古希腊希波克拉底"四体液紊乱导致疾病学说"的产生基本是在同一个时期。其后,西医学从盖伦的解剖学开始,随着现代科学的发展逐渐深入到细胞分子水平。传统中医学自张机(字仲景)《伤寒杂病论》以后,受宋代理学"格物致知"的影响,取类比象、有诸外必有诸内的归纳演绎成为认识疾病的主要模式。因此,传

统中医学始终未能有真正的机会直面现代科学并与现代科学在认识疾病的方法上碰撞、结合或者说融合。尽管近几十年来中医学者从中医证候的实质、中药药性的物质基础、气血理论的内涵等方面进行了许多探索,但至今仍未获得现代医学的普遍认可。但这并没有妨碍人类对传统中医诊疗技术的探索和临床的普及应用,尤其是针灸等非药物疗法,目前在临床上仍然被广泛应用。

传统中医学将人体视为自然界的一部分,认为人体生理病理的变化顺从自然界阴阳变化、气机氤氲升降的规律。中医治病的主要方法是根据临床症状和病因诊断出"病",通过四诊合参,思辨归纳出"证"(由外及内归纳出的机体某个特定时空的阴阳失衡状态),采用自然药物的阴阳属性(寒热、升降、温凉等)去纠正机体阴阳的偏盛偏衰,使之达到新的平衡状态。这种整体诊疗疾病的模式至今仍显示出旺盛的生命力。但是,我们也应清楚地意识到:随着现代医学的发展普及和人类疾病谱的变化,传统中医学在迅速发展的现代医学面前逐渐减少或失去了某些诊疗方面的优势,如结核病、细菌感染性疾病,甚至于中西医结合治疗急性心肌梗死降低并发症并提高生存率的优势也被现代医学不断发展的血运重建治疗措施所代替。因此,如何提高中医药的临床疗效,发挥传统中医药的诊疗优势,成为中医药学现代临床面对的严峻问题。

1. 病证结合和遣方用药

辨病和辨证论治是传统中医药学的精髓,是传统中医基本理论指导下的临床诊断和防治疾病系统。由于传统中医的"病"多是根据临床症状或病因命名,中医证的辨识是"黑箱模式"整体归纳演绎过程,所以认识的角度、水平及医者的主观判断能力不同,所诊断的病和得出的"证"就会有较大的差异,与之相对应的理法方药便显得灵活多样，无中绳可据。在一定程度上，辨证的准确性及论治的精准性取决于医者中医理论水平和临床经验的积累，即所谓"医者意也"，使学者有"深奥莫测"之感。因此，中医临床对辨病和辨证论治需要发展一定的规范，包括对"病""证"的特征和内涵的明确界定和描述。最近，也有部分国内学者对中医的"病名"进行了规范，对"证"的标准进行了多方面探索，如"胸痹心痛""血瘀证"诊断和辨证标准的研究等，只是此方面研究目前还不能适应临床需求。在传统中医理论指导下，使中医的病、证和现代临床有机结合，使中医证的诊断在宏观定性基础上向定量和微观层次深入，根据临床制定相应的规范标准，使中医的论治和疗效判定有标准可据，对中医临床有重要指导意义。

中医临床遣方用药的特征是根据疾病的病因、病位、病性、病势，顺从脏腑的特点，调整机体阴阳的失调状态，它始终注意疾病药物治疗的动静、寒温、升降的相因为用。和现代西医用药针对理化检测发现的病理改变加以拮抗、扭转不同，中医的许多治则治法如扶正祛邪、升降气机、宣肺平喘、理气活血等，无不兼顾矛盾的两个方面，通过调整阴阳的平衡，使气血恢复冲和之性。所以中医临床用药是侧重用自然药物"升、降、浮、沉"和"寒、热、温、凉"的阴阳属性，而不仅限于中药的功效。

遣方用药和辨病、辨证论治是紧密相连的。辨病、辨证论治是运用中医整体观、气血理论、阴阳五行理论及四诊方法辨识疾病的阴阳表里寒热虚实，确立相应的治法；遣方用药则是以治法为指导，将中药的属性、功能集合为与此治法相对应的"方"，显然这种"方"的组合应符合中医的病机认识及阴阳气血生化的理论。纵观传统中医名方，无不体现着顺从脏腑特性、阴阳相因为用的特点。如炙甘草汤，为治疗心气阴两虚、心动悸、脉结代的代表方剂,在益气养阴药中,伍以桂枝通心气、和血脉,顺从心主血脉特性。镇肝熄风汤,治肝阳上亢、头痛目赤,在平肝潜阳药中,伍茵陈、麦芽,此二药禀气于阳春三月,其气主升主散,顺从肝脏性喜条达的特性,蕴含欲降先升之理。补中益气汤方为治疗中气下陷的代表方,方中却伍用养血活血的当归、斡旋中焦气机的陈皮;当归入十二经,使血脉各得其所,以取血以载气之用;陈皮斡旋中焦气机,气血相依,升降相因,以奏欲升先降之效。调理脾胃的《伤寒论》名方半夏泻心汤更是寒温并施、升降同用,以顺从脾胃的特性;《金匮要略》肾气丸本为补肾气、肾阳的方剂,却于大剂补肾阴药中稍佐附子、肉桂,以阴中求阳,微生少火。这是中医复方阴阳配伍的精华所在,也是提高临床疗效的关键。只强调中医方剂的功效,甚至只注重现代药理研究证明的药理作用,而忽略中医阴阳、气血生化理论在病证结合辨治、遣方用药的指导作用,就不能熟练掌握中医遣方用药的技巧,更谈不上提高中医的临床疗效。

2. 根据传统理论、辨识疾病

对疾病病因、病性、病位及病势的辨识,是治疗疾病的前提。尽管中医、西医认识疾病的方法、角度、层次不同,但它们治疗方法的确立都是建立在辨识引起疾病发生、发展的病因和病理的基础之上,疾病的治疗效果也因对疾病的辨识不同而有很大差异,且随着辨识水平的深入治疗效果皆可得到提高。传统中医学对疾病的认识侧重于整体、宏观,司外揣内,通过疾病表现在外的征象,根据自身的理论体系,探测、演绎疾病的病因、病性、病位。因这种思辨、推理是建立在反复临床实践经验总结的基础上,其对疾病的判断能力也可在反复的实践过程中得到升华,与此认识相应的治疗效果也能产生量的积累甚至质的飞跃。如关于"中风"

病的认识,唐宋以前,主要以"内虚邪中"立论;唐宋以后,到金元时期,才突出以"内风"立论,提出"类中"的概念;清代王清任专立气虚之说,认为是半身元气虚、经络无气、瘀血阻脉,爰立补阳还五汤治疗。随着认识的深入,皆带来了治疗方法上的改变及临床疗效的提高。其他如外感病、传染病的认识和湿热的立论等,无不为相关疾病的治疗带来方法学的突破。

疾病的认识是一个经过反复临床实践、逐渐深入以至逐渐接近正确、全面把握疾病本质的过程。尤其一些重大慢性疾病,开始由于受各种客观条件和主观意识的限制,对疾病的认识难免出现某些偏颇甚或错误。根据中医的理论体系,不拘泥于古人的观点,辨识疾病临床表现于外的症状,进而思辨其病因、病机,仍是目前提高临床疗效的重要方法之一。主要体现在如下几个方面:①根据疾病的表现,归纳出前人未有认识到的病理机制:如对中风(中脏腑)的认识,大多数患者有大便秘结、神志昏蒙、头痛等症状。据此不少学者认为病机为阳明热结,风阳痰火菀于上,治应上病取下,通其腑气,用小承气合羚角钩藤汤或三化汤加味(大黄、枳实、厚朴、羌活、安宫牛黄丸)治之,使大便通,气血得降、痰火得化,元神之腑自然清净,对临床减少病死率、降低致残率,有较好的效果;类风湿关节炎(痹症),以《素问·痹论》"风寒湿三气杂至,合而为痹也"认识论治效果往往欠佳。因其骨骼变形、僵直、夜间疼痛较重等临床特点,从温补肝肾、祛风散寒化湿、活血止痛立法,使临床疗效得到提高。②根据古人对病因病机的认识,反思其治疗方药:如糖尿病(消渴),传统中医多以三消分治,因临床"三消"症状相互兼杂,近来治疗多从阴虚燥热立论,三消统治。《素问·阴阳别论》言其病机为"二阳结"。针对口渴、善饥、多饮等阳明热症的表现,用白虎汤或白虎加人参汤清热生津。但二阳结热,非阳明经热,经热用白虎汤,结热则用大黄黄连泻心汤。故治疗消渴病口渴、喜饮、善饥者,在养阴清热基础上,伍以大黄、黄连,使结热祛、津液复,临床症状多可明显改善。③突破传统理论框架:传统中医新的病因病机理论认识的提出,皆会带来一系列治疗方法学上的改变,中风病因学"内风"的立论,温病学派"卫气营血""三焦辨证"的认识,皆是如此。近年来有关温病治疗的截断扭转理论,突破了传统中医"到气才可清气,入营犹可透热转气,入血则恐耗血动血,直需凉血散血"的理论框架,使现代中医治疗温热病有了很大的发展。

3. 将现代科学技术,纳入自身病因病机认识体系

在科学迅速发展的今天,中医如何将现代科学技术纳入自身的诊疗体系,在传统中医理论指导下,认识现代科学技术观察发现的新问题、新现象,是现代中医发展必须面对的问题,也是中医临床疗效能否提高,能否转化推广临床应用的关键。

现代医学的迅速发展是因其与现代科学发展的紧密衔接,综合现代科学技术方法运用于临床和基础研究之中:微生物的发现、抗生素的产生,使感染性疾病的治疗发生了质的改变;近代影像学的发展,为心脑血管介入性治疗提供了技术和方法支撑,使心脑血管血栓阻塞性疾病的病死率及并发症发生率有了大幅度下降。现代科学技术是人类智慧的结晶,现代医学将其运用于自身的研究,中医学没有理由以自己的宏观、模糊和思辨的概念包含了现代科学中的某些思想、意识而故步自封,排斥和现代科学技术的结合。近十几年来,中医有识之士提出要用现代科学技术去研究中医、发展中医,证实中医理论、方药的"科学"存在,以推广临床应用,取得了显著进展:如血瘀证实质及活血化瘀方药的研究,我国学者从微循环、血液流变学、血小板功能、器官血流

量、前列环素与血栓素代谢、血管内皮功能以及基因蛋白表达等方面开展工作,结合传统中医对血瘀证的认识,制定了临床血瘀证诊断标准和针对某些疾病的血瘀证诊断标准,较为系统研究了常用活血化瘀中药及其复方的药理作用,拓宽了中医活血化瘀方药的适应证,提高了许多疾病的临床疗效,如自身免疫性疾病、肿瘤、心脑血管疾病、肾病等。

相较于用现代科学技术证实中医的科学性而言,如何借助于现代科学技术延展自己的视野,认识现代科学技术、方法观察到的生理病理现象,对中医发展和临床疗效的提高更有价值,且两者可相辅相成。如借助现代计算机断层扫描术(CT)、磁共振等影像学对脑出血的诊断,中医根据传统理论将脑出血认定为是"离经之血",是"瘀血",打破了脑出血忌用活血化瘀药的禁忌。辨证应用活血化瘀方药治之,在解除血肿对周围组织的压迫反应,缓解或消除血肿和周围脑组织的水肿,改善脑神经组织的缺血、缺氧损伤等方面具有较好作用,优于以往单一使用凉血止血方药。尿毒症虽多表现为浮肿、面色苍白、尿少等阳虚水泛的症状,但因其毒性代谢产物的蓄积,中医认为其病因是浊毒内滞,临床常使用泻下浊毒的大黄;心功能不全患者,尤其是肺源性心脏病致心力衰竭患者,因其肠道黏膜水肿、血液循环不畅,中医认为是瘀血、肠道积滞,使用大黄泻下逐瘀,临床皆有较好效果。其他如体内器官囊肿、血管瘤、结节等,从痰瘀方面立法论治,也可获得满意的疗效。

总之,如何提高中医临床的疗效,是一个涉及传统中医理论、中药药性认识的继承与发展,中医诊断水平的提高,中药制剂研发等诸多方面的综合问题。在中医传统理论的指导下,充分引进现代科学技术方法,拓宽、延长自己诊断疾病的视野,探索形成诊断治疗疾病的规律,使中医临床诊断、治疗的宏观和微观有机结合,是提高中医临床疗效的重要举措。

六、心脑血管血栓性疾病"瘀""毒"的互结从化

传统中医病因学,不仅用直接观察病因的方法认识病因,更重要的是根据中医传统理论从疾病临床的表征,归纳、演绎病因,从而为临床辨证施治提供依据。如《灵枢·本藏》云:"视其外应,以知其内藏,则知所病矣。"病因作用于人体致发疾病,临床必出现相应的症状和体征(证候)。临床证候是果,由机体病变产生;病因是病机变化的原因。病因、病机和证候三者之间存在因果关系。病因不同,所致疾病的临床表现亦不同。通过分析疾病的症状、体征,可归纳辨识疾病的病因。

在传统中医临床发展过程中,病因病机认识的每次发展,都会带来治疗方法学的改变和相应疾病治疗效果的提高,如温病学、疫病论及现代血瘀理论的认识等。随着现代医学的发展,基因、蛋白、生物信号转导通路等在疾病过程中的作用逐渐被认识和发现,现代中医病因学研究也逐渐向微观深入,尝试在传统中医理论指导下认识疾病的病理生理变化,形成和发展了一些疾病新的病因认识,由此导致了现代一些疾病传统治疗模式的改变,提高了临床疗效。这在心脑血管血栓性疾病病因学的认识方面表现得尤为突出。

1. 中医病因病机认识的发展促进了心脑血管病临床疗效提高

对于冠心病(胸痹心痛)和缺血性卒中(中风)等心脑血管血栓性疾病病因的认识,经历了一个逐渐发展和深化的过程。如

对冠心病（胸痹心痛）病因病机的认识，20世纪60~70年代以前，多遵循《金匮要略·胸痹心痛短气病脉证治第九》"上焦阳虚，阴寒闭阻"的病机认识，采用宣痹通阳或芳香温通方药治疗。此后，以陈可冀院士、郭士魁著名医家为代表的中医或中西医结合专家，根据冠心病的病理改变和传统中医学关于血瘀致病特点的认识，倡导以活血化瘀之法为主治疗冠心病，创制冠心Ⅱ号方等系列活血化瘀方药，用于临床后，提高了冠心病中医治疗效果，促进了冠心病治疗方法学的创新。有关中风病因的认识，唐宋以前，多以外风立论，强调"正虚邪中"，主张用"风引汤"和"小续命汤"治疗；唐宋以后，逐渐认为中风的风邪致病主要为"内风"，提倡平肝息风或补肝肾息风方药治疗；清代王清任则强调半身元气亏虚、血脉瘀滞不利，并创制补阳还五汤进行治疗；20世纪70~80年代以后，以王永炎院士为代表的中医学家，根据中风急性期患者神志不清、昏迷、大便干结等临床症状，以及脑组织坏死、水肿、过氧化脂质积聚等病理改变，提出毒损脑络的概念，认为病因为"风""火""痰""毒""瘀"互结，并创制清开灵、醒脑静等方药用于临床，改善了患者预后。可见，中医病因学的发展和创新，是中医临床防治疾病疗效提高的基础。

2. 心脑血管血栓性疾病不仅有"血脉瘀阻"，还有"毒损血脉"

心脑血管血栓性疾病多是在动脉粥样硬化（atherosclerosis，AS）基础上形成血栓、造成动脉管腔狭窄或阻塞、影响心肌组织或脑组织供血所致。AS基础上的血栓形成与炎症密切相关，且两者相互促进、互为因果：一方面，炎症可诱发血小板黏附聚集和血栓形成；另一方面，血栓形成也是激活炎症反应的主要因素。以往认为血小板主要参与凝血止血和血栓形成，其实血小板本身也是一个炎症细胞,血小板活化可介导炎症细胞趋化、黏附和浸润,导致组织损伤。心脑血管血栓性疾病发病过程中的血小板活化、黏附、聚集和血栓形成,传统中医药学多将其病因病机归于"血脉瘀阻",在此认识的指导下,形成了理气活血、益气活血和温阳活血等系列治法和有效方药。但组织坏死、氧化应激损伤、炎症反应等病理改变,远非单一"血瘀"病因病机所能概括。结合传统中医有关"毒"邪致病具有损伤性、酷烈性、易变性特点的认识,心脑血管血栓性疾病的猝然发病和组织缺血坏死损伤应当存在"毒"邪致病或"瘀""毒"互结致病的病因病机。

心脑血管血栓性疾病的血液致病因素包括低密度脂蛋白、血糖、同型半胱氨酸及病原微生物刺激等,上述病理因素作用于血管内膜使血管内皮发生结构和功能改变,继而脂质沉积、血小板活化聚集和血栓形成,诱导大量炎性因子产生,促进炎性细胞活化,造成血管内膜发生慢性修复性炎症反应;而炎症又是诱发AS斑块不稳定和斑块破裂的主要原因。斑块破裂,激发血栓形成,堵塞动脉管腔,可导致急性心肌梗死、脑梗死及周围动脉血栓栓塞等严重的心脑血管疾病的发生。

针对心脑血管血栓性疾病,现代医学采用抗血小板、溶栓、经皮动脉介入和冠状动脉搭桥等方法治疗,虽多数能达到开通堵塞或狭窄血管以恢复缺血区域血液灌注的目的,但目前仍存在许多无法真正解决而又必须面对的问题:①上述方法仍是心脑血管事件发生后的补救措施,即使治疗及时,罪犯血管的堵塞已不同程度地损伤了机体组织;②目前介入治疗方法针对的是器官组织表面的大血管,无法真正解决"组织无复流"和"缓慢复流"现象;③动脉血栓形成致组织变性坏死、炎症细胞浸润、氧自由基爆发和细胞凋亡等连锁病理反应,即使血运重建后也可严重影响相关脏器的功能和临床预后。可见,炎症反应、氧化应激和组织变性损伤是动脉血栓性疾病的必然结果,贯穿整个病理过程的始终。

心脑血管血栓性疾病发病的临床特点和血栓闭塞引发的组织损伤坏死、炎症反应、氧化脂质沉积和细胞凋亡等病理损害,与中医"毒"邪致病起病急骤、传变迅速、直中脏腑和腐肌伤肉等特点有许多相似之处。因此,将"瘀""毒"两种病因结合,可更全面诠释心脑血管血栓性疾病的中医病因病机,更有利于指导心脑血管血栓性疾病的中医治疗。

3."瘀""毒"在心脑血管血栓性疾病中的互结从化

"瘀""毒"作为病因,具有兼夹性和依附性,它们既可是疾病的病理产物,也可是致病的病因。毒邪致瘀的原因可归纳为以下几个方面:①毒邪损伤血液,血液变恶、变秽成瘀;②毒邪损脉伤络,血溢成瘀;③毒邪伤津耗阴,阴伤血脉失养为瘀;④毒邪壅遏气机,血脉凝滞为瘀;⑤毒邪损伤心肺宗气,运血无力成瘀。另一方面,瘀血阻滞脉络,血行滞缓或不循常道,溢出脉外,瘀久不消,组织器官变性坏死,则蕴化为毒。由此可见,"瘀""毒"在疾病发生发展过程中可相互从化、互为因果,形成恶性循环。其中,"瘀"为有形之体,"毒"为病情转变和恶化的关键。如冠心病稳定型心绞痛,基本病理改变是 AS 造成冠状动脉固定性狭窄,其心绞痛发生的诱因、疼痛性质、部位和缓解方式在相当一段时间内保持不变;冠状动脉稳定型 AS 斑块(固定性狭窄)一旦转变为不稳定斑块、继发血栓形成,则病情将会发生急剧变化,心绞痛程度加重,持续时间延长,甚至出现心肌梗死、猝死等严重心脏事件,病情转为"凶险多变"。综合"瘀""毒"互结致病的心血管血栓性疾病的临床表现,主要有疼痛剧烈、持续时间长、药物难以缓解、出血、厥脱、昏迷,舌质紫绛而暗有瘀斑或紫黑、舌苔厚腻或垢腻,脉涩、脉结代或无脉等;其次可见面色黧黑、肌肤甲错、唇暗甲紫、口气臭秽、舌下青筋暴起等。从传统中医文献归纳"瘀""毒"致病的临床表征,审症或以证析因,也可发现心脑血管血栓性疾病大多有"瘀""毒"互结从化致病的临床症状,且二者常交互存在,表现为" 瘀中有毒""毒中有瘀"的状态。心脑血管血栓性疾病"瘀""毒"致病的临床表征和病理改变见表1。

表 1 心脑血管血栓性疾病"瘀""毒"致病的临床表征和病理改变

	瘀	毒
致病特点	广泛性、兼夹性、久病入络、久病成瘀	依附性、酷烈性、从化性、秽浊性、顽固性
临床症状	痛有定处、固定性刺痛或绞痛、皮下瘀斑、狂躁或健忘、唇及肢端发绀、唇和齿龈及眼周紫黑、舌下及其他部位静脉曲张等	发病急骤,症状多端,变化迅速,神志昏迷或谵妄、烦躁不安和疼痛剧烈等
舌象	舌质暗或瘀斑、瘀点,舌下静脉曲张	舌质紫绛或舌苔垢腻、焦燥、起芒刺
脉象	脉涩或结代、无脉	脉浮大或弦滑而数,或六脉沉细
病理改变	微循环障碍、血液流变学异常、血小板聚集性增高、血管栓塞、血液凝固性增高或纤溶活性降低等	炎性介质、血管活性物质、超氧化物过度释放,代谢物质堆积,钙离子超载或氨基酸神经毒堆积等

现代中医学注重"瘀""毒"在心脑血管血栓性疾病致病过程中的互结、从化,在传统中医病因学指导下认识心脑血管血栓性疾病的病理生理改变,总结归纳中医宏观临床表征变化和微观

病理变化的相关性及演变规律,形成相应的治法和方药。在此基础上,按照现代临床研究方法,客观评价不同活血解毒配伍中药的临床疗效,反证"瘀""毒"在心脑血管血栓性疾病发病中的作用,对丰富中医心脑血管血栓性疾病病因病机理论、提高临床疗效具有重要的意义。

七、动脉粥样硬化斑块与血脉癥瘕

动脉粥样硬化(atherosclerosis,AS)是冠心病、脑卒中、肢体动脉闭塞等疾病发生发展的病理基础。传统中医学虽无 AS 病名,但历代中医典籍皆有对 AS 相关症状和疾病的描述,如"胸痹心痛""眩晕""脉痹""卒中""偏枯"等。因古代科学技术无法直接观察血管的病理变化,故治疗多以不同部位 AS 表现出的临床症状进行辨治。随着现代影像学、病理学的发展,目前 AS 的病理变化已逐渐清晰,包括脂质沉积、钙化、炎症浸润、细胞增殖等,这使现代中医能将古代针对不同症状的辨证治疗相对集中于血管内膜凸起的粥样斑块。中医对于血管内膜凸起粥样斑块的病机应如何认识,进而进行针对性治疗,目前尚缺乏明确认识。结合长期临床实践,我们认为 AS 斑块与血脉癥瘕十分相似。

1. 动脉粥样硬化斑块形态似癥瘕

中医学将腹部肿块归属于"癥瘕"的范畴,其中"癥"言结块凝聚不移,"瘕"指包块结散无常。AS 斑块凸起于血管内皮,形成血管内膜凸起的固定不移的斑块,斑块缩窄管腔,阻遏血脉的正常运行,造成组织缺氧缺血,导致心绞痛、心肌梗死、卒中、肢体疼痛等。《医学入门·积聚》言癥积"发有根,痛有常处"。"癥"亦常因肿块阻碍局部气血运行引起疼痛。AS 粥样斑块与"癥"皆为肿块凸起,二者形态基本相似。现代影像学及病理学发现,

AS并非孤立于一处形成斑块,而是多弥漫于许多动脉血管内皮,且大小不等,说明AS斑块病变具有结散无常、弥漫的特点。斑块坏死脱落后阻遏血脉,随阻遏部位不同,可造成诸如短暂性脑缺血发作、心绞痛、间歇性跛行等症状;或斑块破裂出血形成血栓,血栓机化再通,导致相关症状出现、加重、减轻等不同,具有不确定性。这种病变部位弥漫、多样的特点,又有类似"瘕"的特点。

2. 动脉粥样硬化斑块的病机和癥瘕的病机相似

《临证指南医案》言:"夫癥者征也,血食凝阻,有形可征,一定而不移。瘕者假也,脏气结聚,无形成假,推之而可动。"指出气机不通,则成瘕;血食凝聚阻碍经络血脉,则成癥。有形实邪停滞脏腑经脉,阻碍气机,常郁而化热酿毒,致病情重笃。《诸病源候论》云:"癥瘕者,皆由寒温不调,饮食不化,与脏气相搏结所生也。"提示癥瘕形成与外邪内侵或饮食失常等影响脏腑气机功能有关。《中藏经·积聚癥瘕杂虫病论》言:"积聚癥瘕杂虫者,皆五脏六腑真气失,而邪气并遂乃生焉。"说明脏腑虚损是癥瘕形成的内因,非独邪气凝聚而成,即癥瘕发病病机有正虚和邪实两个方面。邪气凝聚日久,阻碍气血运行生成癥瘕;癥瘕既成,影响气血不得濡养脏腑,则有不通则痛、不荣则痛之变。故癥瘕因于正虚和血、食、气结,病位在血、在气,病性有虚、有实,且常化热酿毒,使癥瘕盘结加重。AS的主要病理机制为脂质沉积、血管内皮功能障碍、炎症反应损伤、细胞增生等,其病机应当说与癥瘕相似。

(1)痰凝血瘀:血管内膜沉积的脂质,来源于脾胃对饮食物的消化吸收。以低密度脂蛋白(LDL-C)为主的脂质沉积在血管内膜下,结聚日久形成粥样斑块。《杂病源流犀烛·积聚癥瘕痃癥瘕源流》曰:"卒然多饮食则胀满,起居不节……阴络伤则血内溢,血内溢则后血,肠胃之络伤则血溢于肠外,肠外有寒,汁沫与血相搏,则并合凝聚不得散,而积成矣。"提示癥瘕的形成与饮食起居不节有关。脾气运化失职,不能分清别浊,水谷精微不能正常输布代谢,脂质流溢于血脉,停聚而为痰,与血搏结成为血脉癥瘕。此处与痰搏结之"血",非正常运行于血脉之血,乃循经不畅或留滞不行之瘀血。《医学入门》认为,癥为"皆必挟瘀血而后成形"。高血压、高血糖、高尿酸、血脂异常等病理因素损伤血管内皮,导致 AS 形成和斑块破裂,激活血小板和凝血系统,诱导血栓形成,形成阻滞气血运行的"瘀血"。古典医籍论述癥瘕认为多由"血食"而成,近代则多主张是"血瘀""痰浊",但其本质基本相同。中医学认为 AS 的病理过程主要为痰浊、血瘀两方面,且多"痰瘀互结",即"汁沫与血相搏",这与癥瘕有相通之处。

(2)毒伤血脉:炎症反应在内皮损伤、脂质沉积、血小板黏附、AS 斑块破裂过程中皆具有重要作用。《素问·至真要大论》云:"诸痛痒疮,皆属于心。"心主火,故疮疡多为热毒所致,常表现为红、肿、热、痛等。体表与体内炎症过程基本相似,体表典型的炎症多表现为"疮疡",血管内膜的炎症反应参与 AS 斑块形成、糜烂、破裂、出血、血栓形成的各个过程,与体表之"疮疡"的病理改变相类似。寒、热、痰、瘀积聚血脉之内,阻塞脉道,积而化热酿毒,则内生斑块,热毒损伤血络则斑块糜烂、破裂、出血;热毒凝炼津血,则化生痰浊瘀血。癥瘕为脏腑经络阻滞、气血凝聚而成,痰浊瘀血蕴而化毒,除可触及肿块,显微镜下观察亦常有红、肿甚至出血等改变,AS 斑块糜烂、破裂、斑块内出血、血栓形成亦与此相类似。

(3)血脉失和:诸多病理因素皆可造成血管内皮功能障碍,

伴随炎症浸润与血小板黏附聚集,促进脂质沉积,形成粥样斑块凝结于血管内膜,阻碍气血运行,影响组织器官的功能。传统中医学认为,痰瘀热毒阻滞经络运行形成斑块,其重要原因之一为血脉失和,气血不能畅行于血脉之中,痰浊、瘀血互结,蕴而化毒。癥瘕基本病机亦为血脉气血失和,与 AS 粥样斑块形成伴内皮功能障碍相似。

3. 基于血脉癥瘕的动脉粥样硬化斑块中医治疗

AS 斑块与癥瘕在形态、病机上基本相似,故可认为 AS 斑块为"血脉癥瘕",临证可参照癥瘕相关治法对 AS 斑块进行治疗。《医学入门·妇人门》言:"善治癥瘕者,调其气而破其血,消其食而豁其痰,衰其大半而止,不可猛攻峻施,以伤元气。"可见,癥瘕的治疗不外"攻坚"与"补虚"两个方面。血脉癥瘕因痰瘀热毒互结而成。因此,AS 斑块的中医治疗可大致分为散结化斑、解毒稳斑、荣脉抑斑三个方面。

(1)散结化斑:AS 斑块主要病机为瘀血、痰浊积聚脉内、阻碍气血,故治应以散结化斑为要。治疗应根据虚实和疾病的轻重缓急不同,选用活血破血、祛痰豁痰之品。因气能行血、行津,故还应辅以理气行气之品。

临床舌质紫暗或伴瘀点、瘀斑,舌下络脉迂曲晦暗,脉弦或涩者,为瘀血凝结,可选莪术、三棱、蒺藜、川芎、土鳖虫、地龙等破血散结。其中莪术、三棱、蒺藜破血兼以行气,有穿凿之功;川芎为"血中之气药",药性温燥而烈,走而不守,行气活血功效显著,但血脉癥瘕兼血热者需注意剂量和配伍,以祛其温燥之性;土鳖虫、地龙生于地下,得土性寒凉,长于钻洞而擅破血逐瘀、通络,适用于配伍温燥活血之品或治疗血瘀伴有热毒症状者。

舌质或舌下络脉晦暗,苔垢腻,脉滑,属痰阻血瘀者,可在活血破血散结的基础上,配伍半夏、石菖蒲、制南星燥湿化痰,茯苓健脾化湿。此外,亦可配伍香附、陈皮行气化滞、理脾燥湿。需要注意的是,治疗血脉癥瘕,无论痰瘀孰轻孰重,是否兼有气滞的症状,如胸胁胀满等,均需辅以调达气机之药。

(2)解毒稳斑:AS 斑块的形成及斑块糜烂破裂、血栓形成与热毒伤脉有关,清解热毒有较好的稳定斑块和抑制血栓形成的作用。临床舌紫红或带芒刺,舌下络脉瘀紫,苔黄或燥,应重用丹参、赤芍、郁金、虎杖等清热凉血活血。舌红苔黄厚腻、脉滑,选用黄连、黄芩,此二者性寒苦燥,可燥湿清化热痰,同时配伍丹参、川芎、红花、赤芍等活血化瘀。舌绛红、脉滑数、沉取有力,此为血分热毒,可在化瘀通脉基础上配伍金银花。金银花为"疮家圣药",药性甘辛寒、芳香走窜,寒而不伤脾阳,芳香走窜而无"寒凝"血脉之弊,治疗坏疽的四妙勇安汤重用金银花,其意即在于清化血分热毒。此外,连翘、紫花地丁等亦可选用。

(3)荣脉抑斑:血脉柔顺调和,是血液正常运行的基础。血脉失养与血脉瘀滞、蕴热酿毒相互联系:血脉失养,失其柔顺之性,血脉必运行艰涩而瘀滞;血脉瘀滞、蕴而酿热化毒,又必损伤血脉。因此,临床气血亏虚、血脉失养常与血脉瘀滞共存,血脉阻塞亦常可导致气血亏虚、血脉失养。治疗时活血祛瘀通脉应兼顾荣养血脉。血以调和为顺,脉以柔顺为常,荣养血脉亦为稳斑消斑的重要治法之一。血脉瘀滞而失其荣养者,常表现为舌质淡暗、瘀斑瘀点,脉细弦或沉细涩,可选用当归、丹参、三七等。其中当归性平和,可温润血脉使其恢复调和之性;丹参微寒,可清化血脉瘀毒、调养血脉;三七性温,可散瘀活血,亦可补养血脉。

总之,借助现代血管影像技术,发现 AS 斑块与传统中医的癥瘕有类似的形态变化;借助现代病理学观察,发现 AS 斑块与癥瘕有相似的病理改变。痰瘀互结、积聚血脉、蕴热酿毒、损伤血脉、血脉失其柔顺调和之性,为 AS 斑块形成的中医病机,这与癥瘕的病机较为一致。因此,可认为 AS 斑块属于血脉癥瘕的范畴。临床据此认识治疗 AS 斑块,根据虚实不同,分别以散结化斑、解毒稳斑、荣脉抑斑等为法,选择切病对证或症的方药治疗,可望收到一定的稳定和消减斑块的效果。笔者临床采用冠状动脉 CT 观察活血散结方药(丹参、川芎、赤芍、红花、莪术、黄连)结合西医常规治疗对稳定型冠心病患者冠状动脉粥样硬化狭窄程度的影响,证明活血散结方药可改善 AS 斑块所致的血管狭窄程度,此种治疗方法值得更多临床实践观察验证。

八、"虚在气、留在瘀"为介入后冠心病的主要病机

经皮冠状动脉介入治疗(percutaneous coronary intervention,PCI)为现代冠心病治疗的主要手段之一。目前我国冠心病介入例数每年达 120 万以上,其中急性冠脉综合征(acute coronary syndrome,ACS)介入治疗的患者占介入治疗的绝大多数。尽管介入治疗开通了重度狭窄或闭塞的冠状动脉,同时联合优化的药物二级预防,但冠心病介入后患者 1 年内心血管事件发生率仍在 10% 左右。传统中医药在现代医学二级预防的基础上进一步改善患者的临床预后,有待中医病因病机认识上的发展。根据冠心病介入后患者的临床表征和传统中医学关于气血的认识,结合长期临床观察,我们认为冠心病介入后患者的中医病机为"虚在气,留在瘀"。

1. 虚在气

正常血管内皮为天然的血管屏障。冠心病介入治疗时,导丝

和导管沿血管穿过动脉粥样硬化病变部位,借助球囊压力撑开支架,使支架紧贴血管壁,达到开通冠状动脉、恢复供血的目的。此过程导致了血管内皮撕裂和原有分层结构的破坏。《圣济总录》云:"若因伤折,内动经络,血行之道,不得宣通,瘀积不散,则为肿为痛。"提示脉道损伤,血行不畅,易发生血管壅塞,瘀积内生,久而易发痈肿疮疡。这与现代医学 PCI 术后血管内皮结构和功能损伤、内皮化延迟、血栓形成、炎症反应等过程有相似之处。我们临床观察也发现,PCI 后的患者大多有气短、乏力、困倦、情绪低沉等,为传统中医学"气虚"的表现。故说虚在气。

2. 留在瘀

冠状动脉急性支架血栓和早期支架血栓形成与血小板抑制不足及促血栓相关因素有关。PCI 后,血管内皮下基质暴露于血液,血小板和纤维蛋白原黏附在受损的血管表面,引起血小板活化、凝血、微血栓形成、炎症级联反应等。炎性细胞因子通过单核细胞组织因子和凝血级联反应导致凝血系统激活,进而激活血小板。活化的血小板释放活性介质如黏附蛋白、生长因子、活性氧、细胞因子和细胞因子类似物等,除了诱导血栓形成,同时也触发炎症反应,可进一步加重血管损伤。

气为血之帅,介入治疗导致脉道损伤,营气不充,气不行血,故致血瘀;血为气之母,血脉瘀阻,血不敛气,气散不统,脉道受损。介入治疗虽解除了冠状动脉的局部狭窄,但相继诱发的血小板激活、炎症反应等则进一步损伤血脉。冠心病患者的血瘀证候并未因介入治疗而发生明显改变,仍为介入后患者的常见证候。故说留在瘀。总之,PCI 后冠心病患者的主要病机为"虚在气,留在瘀"。介入治疗后患者冠状动脉局部狭窄虽获缓解或解除,但患者的正虚仍在或有加重,冠状动脉介入后的血管内皮损伤、血小板活化、微血栓形成和炎症级联反应等又导致了新的瘀血产生。目前,许多临床研究采用益气活血中药进行干预,结果显示,益气活血中药有进一步减少冠心病介入后心血管事件和改善患者生活质量的作用。以方测证,也表明"虚在气,留在瘀"为介入后冠心病患者的一个主要病机。

九、从痰瘀互结谈心血管病辨证治疗

津血生理上同源于水谷精微,源于阳气的运化;病理上,痰源于津液,瘀源于血脉。气血、津液生理上互生互化;痰浊、血瘀病理上相互影响、相互胶结。痰瘀互结的形成,有痰瘀同生和痰瘀互生两个方面。

1. 痰瘀互生转化

痰浊和瘀血皆是津血不归正化的产物,瘀可化痰,痰也可致瘀,具体又有直接转化与间接转化的不同:①痰瘀直接转化,血瘀可直接转化为痰,如《血证论·瘀血》云:"血积既久亦能化为痰水。"同样,痰也可直接致瘀,如《医学正传·疮疡》云:"津液稠粘,为痰为饮,积久渗入脉中,血为之浊。"②痰瘀间接转化,痰瘀也可通过影响气机间接转化,如《血证论》云:"内有瘀血,则阻碍气道,不得升降……气壅即水壅……水壅即为痰饮。"指出了瘀血影响气机升降导致津液结聚成痰的过程。若痰浊生成在先,亦可产生血瘀,如王士雄(字孟英)言:"痰饮者,本水谷之悍气……初则气滞以停饮,继则饮蟠而气阻,气既阻痹,血亦愆其行度,积以为瘀。"此外,瘀血内滞还可直接导致津液停滞化生痰浊,如《诸病源候论·诸痰候》指出:"诸痰者,此由血脉壅塞,饮水积聚而不消散,故成痰也。"若痰已成,瘀血的存在也可妨碍痰浊的镲化,加重痰浊的积聚。如《血证论·咳血》云:"盖失血之家,所以有痰,皆血分之火,所结而成。然使无瘀血,则痰气有消容之地。"

2. 痰瘀互结易酿热化毒

痰瘀互结是痰瘀并存、相互胶结的状态,多可使疾病缠绵难愈,也可酿热化毒、损伤形质,使疾病恶化。郁热或火热内生,既可炼液成痰,也可炼血成瘀。痰瘀和郁热、火热、热毒在致病过程中常互为因果。"毒邪"致病,具有秽浊、酷烈、损伤等的特点。痰瘀互结日久,常可酿热化毒,导致疾病突然加重和恶化。

3. 痰瘀互结辨证施治

痰瘀皆为有形之邪,在体属阴,留滞于经络脏腑;在用阻遏气机升降和血脉运行。痰瘀两者相互胶结、相互依附是其致病的主要形式。痰瘀得阳始化,得温则行。气机升降有常,阳气运行在经、在脉,痰瘀则易蠲易祛,胶结之势易散解。《金匮要略·胸痹心痛短气病脉证并治第九》治疗胸痹心痛的瓜蒌薤白半夏汤、枳实薤白桂枝汤等,皆为疏达气机、宣通阳气、温通血脉、蠲化痰饮的代表方剂。此类方中薤白辛苦而温,温散上焦寒邪,苦泄上焦气滞;瓜蒌通阳宽胸、散结行气;半夏苦温燥湿化痰;桂枝温通血脉阳气;枳实理气散胸中结气。深受后世治疗痰瘀互结相关疾病所推崇。

临床治疗痰瘀互结,选择化痰药应注意以下几点:一辨不同性质痰的兼夹,痰湿并存者,用半夏、陈皮等燥湿化痰;痰浊者,用藿香、佩兰等芳香化浊;痰热者,用瓜蒌、郁金、胆南星等清化热痰;二辨痰结的轻重,轻者用陈皮、半夏、厚朴理气消滞,重者用生牡蛎、僵蚕、全蝎等化痰通络散结;三注意配伍健脾理气药,如党参、白术、茯苓、香附等,以杜绝生痰之源。朱震亨(又名朱丹溪)云:"治痰者,实脾土,燥脾湿,是治其本也。"可谓深得化痰治法之妙。活血化瘀药的选择,当注意血瘀程度轻重:血瘀轻,胸痛较轻,舌质瘀暗不甚者,选用当归、丹参、赤芍、红花、鸡血藤等养血活血药;血瘀重,如疼痛剧烈、舌质紫暗、脉沉弦而涩者,选用三棱、莪术、桃仁等活血破血药;久病血瘀入络者,表现为放射性疼痛、肢体关节疼痛麻木,选用水蛭、地龙等虫类药。需注意的是,活血化瘀药,尤其是散结化痰、破血散结药易耗伤正气,临床不可久用,应中病即止。

此外,在心血管疾病的治疗过程中,不仅痰瘀互结的治疗应痰瘀兼顾,临床只见痰浊或瘀血症状时,根据痰瘀同源互生互化的关系,一定程度上亦应存在痰瘀互结的潜在病机,治疗亦应痰瘀兼顾,或治痰为主辅以治瘀,或治瘀为主佐以化痰,有助于提高临床疗效。

十、胸痹心痛病机认识的演变和益气活血法的应用

胸痹心痛的病因病机,在《黄帝内经》中并无专论,后人的认识多基于《素问·举痛论》关于五脏卒痛之病因的论述:"经脉流行不止,环周不休,寒气入经而稽迟,泣而不行,客于脉外则血少,客于脉中则气不通,故卒然而痛。"以及《素问·调经论》的论述:"厥气上逆,寒气积于胸中而不泻,不泻则温气去,寒独留,则血凝泣,凝则脉不通,其脉盛大以涩,故中寒。"由此认为心脉痹阻、心阳不宣、血不养心及脉,是胸痹心痛的主要病机,而产生这些病机变化的主要原因是"寒邪凝滞",这为后世温阳散寒、宣痹通阳治疗胸痹心痛奠定了理论基础。汉代张仲景《金匮要略》立《胸痹心痛短气病脉证治第九》专篇论述胸痹心痛,沿用了《黄帝内经》的认识,强调"阳微阴弦"为其主要病机,并根据阳虚、痰浊

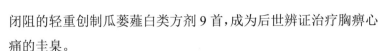

闭阻的轻重创制瓜蒌薤白类方剂9首,成为后世辨证治疗胸痹心痛的圭臬。

宋金元时期有关"心痛"的论述较多,治疗方法也逐渐丰富。宋代陈言《三因极一病证方论》中明确提出心痛的病因为外感六淫、七情内伤、饮食不节、劳役所伤。宋代杨士瀛《仁斋直指方》首次总结气、血、痰、水是心痛的致病因素。宋代以后,活血化瘀被逐渐用于心痛的治疗。明清之后,随着温病学说的产生及气血辨证的发展,丰富了心痛的辨证及治法,明清时期对胸痹心痛的常见病因病机如气郁、血瘀、寒凝、痰饮等皆有了较为系统的阐述,并提出肾虚、清阳阻遏、奇经八脉气机紊乱可导致胸痹心痛。胸痹心痛的病因病机认识趋于完善,并开始注重"正虚"在胸痹心痛中的致病作用。如《玉机微义·心痛》云:"然亦有病久气血虚损及素作劳羸弱之人患心痛者,皆虚痛也。"《景岳全书·心腹痛》亦云:"必以积劳积损及忧思不遂者,乃有此病。"

在传统中医认识的基础上,目前多认为冠心病胸痹心痛病因病机的本虚以气虚或气阴两虚多见;标实主要为气滞、血瘀、寒凝、痰阻,尤以痰、瘀或痰瘀互阻胶结为主。《灵枢·经脉》云:"手少阴气绝则脉不通,脉不通则血不流。"《素问·脉要精微论》云:"夫脉者,血之府也……细则气少,涩则心痛。"说明心气不足,运血无力,血滞心脉而发胸痹。《张氏医通·诸血门》曰:"盖气与血,两相维附。气不得血,则散而无统;血不得气,则凝而不流。"心气主血脉,推动血行,使血液充盈于脉管,在脉管中运行不止,环周不休,将水谷精微运往全身,营养全身组织器官,同时不断将生命活动过程中产生的代谢产物运出体外。心气的盛衰,与心尖(胃之大络虚里穴)搏动的强弱、心脏节律以及血液循环等密切相关。心气充沛,才能保持正常的心搏、心率和心律,心脏才能进行正常舒缩,血液才能在脉中正常运行。若心气虚弱,则运血无力,可致血液流通迟缓、运行艰涩甚或血脉瘀滞。血脉瘀滞,血液无以载气,也可导致气虚。可见气虚血瘀为胸痹心痛的一个主要病机。

气虚为本、血瘀为标。气属阳主动,血属阴主静。气为血之帅,血为气之母;气盛则血充,气虚则血涩或枯涸。两者生理上相互依存、相互转化,病理上相互影响、互为因果。气在血脉运行中起主导作用,气行则血行,气滞则血脉瘀滞,气虚则血运无力。气虚血瘀为冠心病的一个主要病机,且可有许多演变:气虚不能运化水湿,水湿停聚,可凝而为痰,滞于脉中;血瘀津液运行不畅,血不利可化而为水;气虚血瘀日久,可酿热化毒、损伤血脉等。皆可是气虚血瘀、日久不愈变化的结果。此外,气血互化,气虚血瘀还可导致血虚、阴虚、气阴两虚,甚至因气虚不运、血滞脉中还可形成气机郁滞。由此可见,在气虚血瘀基础上,可化生痰浊、气滞、血虚、热毒等,但究其源,仍在于气虚血瘀。

十一、心肌缺血预适应对冠心病整体辨证治疗的启示

心肌缺血预适应现象是指心肌在一次短暂缺血后,对后继的心肌缺血损伤具有明显的保护作用。这一现象的发现,引起了冠心病防治领域的普遍关注,影响或改变了传统心肌缺血损伤累加及心肌缺血治疗药物作用机理的认识,甚至有人认为,既往的心肌缺血保护药如β受体阻滞剂、钙通道阻滞剂、硝酸酯类药物等的所谓"药效"可能是药物刺激心肌产生的缺血预适应效应,而并非药物具有保护心肌缺血损伤的药理作用,强调目前真正有效的心肌保护只有两种模式,一是早期再灌注,二是缺血预适应。

在冠心病的发生发展过程中,始终存在气虚血瘀、痰瘀互结、

气滞血瘀、酿热化毒,虚实并见、相互夹杂的病因病机。结合冠心病多发生于中老年人,发病率随年龄的增加而增加,临床多有不同程度的脏气亏虚的症状,如气短、乏力、劳累后胸痛、胸闷加重等,目前对其病因病机的认识,多数医者认为是以本虚为主,瘀血痰浊阻脉是建立在脏腑气血亏虚的基础上,治疗强调以补为通、补中寓通、通补兼施,着眼于整体功能的调节,以达到气行血行、血脉通利、胸痛缓解的目的。综合冠心病中医补中寓通的治法,有益气活血、温阳活血、益气养阴活血、养血活血等,其中益气活血是近年来最常用的治法。这里的益气,不仅是益心气、宗气,还包括补脾气、肾气、元气。补肾气使肾气上升,以助心气鼓舞血脉运行。益气活血方药多数情况下较单纯活血化瘀方药治疗冠心病的疗效持久、稳定。

冠心病的病理改变主要为冠状动脉粥样硬化斑块狭窄、糜烂、破裂导致血小板黏附、聚集和血栓形成等,目前多认为属于血脉瘀阻的范畴,与此相对应的治法显然是活血化瘀通脉。但单纯活血化瘀通脉,不考虑气血相互依存的关系,忽视扶正补虚,临床治疗冠心病患者往往难以获得满意的疗效。心肌缺血后再灌注心肌损伤加重,亦说明单纯血流灌注(通脉)不能起到理想的心肌细胞保护作用。

心肌缺血预适应现象尽管已经发现近50年,但其病因仍不十分清楚。目前一般认为和心肌预缺血时腺苷释放、心肌腺苷浓度增加、蛋白激酶C激活、某些细胞因子和蛋白分子调控表达改变及预缺血时内源性抗氧化物质生成增多等有关。通过心肌细胞膜及心肌细胞内的信息传递,这些因素作用于缺血心肌时会产生改善后继缺血损伤的效应。心肌缺血的程度虽和血流的灌注直接相关,但心肌本身对能量的消耗和对缺血缺氧的耐受能力也起着关键作用。因此,心肌缺血预适应基本可认为是由机体自身调节心肌细胞耗能和耐缺氧缺血能力而发挥的作用。

黄芪、人参、党参、红景天等益气药,是中医临床治疗冠心病常用的中药,临床多配伍活血、宣痹、化痰等药物应用。其实,单用益气药物治疗冠心病亦有一定的疗效,尤其是气虚明显的患者。究其机理,中医认为人参、黄芪、党参等可补心气、宗气、元气,气主血脉、气旺血行、血脉通畅,胸痹心痛自可缓解。补肾气、元气也是冠心病中医治疗的主要方法。肾为先天之本,内舍元阴、元阳,心气根于肾气,心阳有赖于肾阳的温煦,心阴需要肾阴的滋养。中老年冠心病患者多有肾气虚、肾阳虚的表现。补肾气、元气治疗冠心病,多用人参;补肾阳,多用淫羊藿、巴戟天、菟丝子、黄精等。名老中医岳美中教授善用人参、三七治疗冠心病,以取补元气、益心气、活血通脉之效。对于气虚血瘀兼有肾阳虚,症见畏寒怕冷、腰膝酸软,服用益气活血方药效果不佳者,在益气活血方药的基础上,加淫羊藿、巴戟天、菟丝子、山茱萸等以温补肾元,多可提高疗效。上述扶正药物多没有明显的活血化瘀通脉作用,但却有一定的抗心肌缺血效用,其原因可能与调节心肌缺血预适应的自我保护机制有关。

人类在自然界几亿年漫长的演化过程中,形成了强大的自我稳态平衡和抵抗疾病以及自我修复保护的能力,心肌缺血预适应现象是这种自我保护能力在心肌组织缺血损伤过程中的一种体现。中医治疗疾病的基本目的是祛除或抑制致病因素(祛邪)和调补气血阴阳(扶正)以使"阴平阳秘",达到"精神乃治",这和现代科学还原论指导下的现代西医学的单纯补充、拮抗、逆转、抑制多有不同。通过缺血预适应现象的启示,人们开始从缺血损伤的自我保护机制探索以往抗心肌缺血药治疗冠心病心肌缺血的作用机理,若能在基因转录、蛋白表达的分子水平对其复杂的综合调控网络加以阐明,无疑对冠心病心肌缺血损伤的防治会产生新的突破。从缺血预适应现象的产生来看,我们有理由认为心肌缺血损伤的程度决定于心肌本身的能量代谢和耐缺氧缺血的能力,冠状动脉局部病变是通过减弱或损伤这种整体能力而加重冠心病心肌缺血损伤,这在一定程度上和传统中医认为冠心病的基本病机为正虚邪实相吻合。

中药的药效无疑在于其内在的物质基础,在于其物质基础在不同内环境中的相互作用,在于其与人体复杂生物分子调节的相互影响。一味中药可含有上百种或更多的化学单体成分,一个含有10味左右中药的复方则可能含有上千种或更多的成分,其中有些成分含量较高容易被检测发现,有些成分可能极其微量,目前的仪器设备还难以检测发现,但这些微量成分却不一定没有作用,或许在众多成分的综合协调作用中还扮演着较为重要的角色。中药复方中极其复杂成分的综合作用,形成了中药复方整体配伍的阴阳属性和药物效用,形成了中药复方的功效主治,显然,这种功效主治难以从单一靶向或多个靶向去认识或概括,对这种功效较为容易的认识方法是从药物和人体相互作用的整体层面去把握。心肌缺血预适应或许为认识中药和其复方整体的作用提供了一个切入点。

心肌缺血预适应现象,是机体对心肌缺血损伤整体反应的结果。许多补气温肾中药,甚或活血化瘀中药、清热解毒中药皆有一定的改善心肌细胞能量代谢,提高心肌耐缺血、缺氧能力等的作用。中医治疗冠心病的诸多方药是否可改善缺血心肌预适应的自身保护,目前还不十分清楚,但心肌缺血预适应对冠心病中医整体辨证治疗确实给予了许多启示。以心肌缺血预适应为切入点,观察研究诸多冠心病中医治法方药的效应和机理,探讨不同中药和方药内在物质基础的相互协同作用,如益气与活血、补肾与活血中药等,进而优化方药,提高临床用药的针对性,对冠心病临床中医疗效的提高当有积极作用。

十二、气血津液互生互化与心血管病辨证治疗

心为君主之官,主血脉。气为血帅,血为气母,津血同源,故心血管病的本虚以气虚、阳虚多见,标实以血瘀、痰浊、气滞为多。因此,从气(气虚、阳虚)、血(血瘀、血虚)、津液(痰浊)等三方面辨治心血管病,可有执简驭繁之便。

1. 气血津液、一源三歧

气血津液皆化生于中焦脾胃。《灵枢·决气》云:"中焦受气取汁,变化而赤,是谓血。"所谓受"气",即饮食入胃,经腐熟运化产生营气;所谓取"汁",即饮食入胃,经腐熟化生的津液。营气与津液经脾胃上输于心,再经心气作用"变化而赤"成为血。《灵枢·邪客》又云:"营气者,泌其津液,注之于脉,化以为血。"可见营气与津液注于脉中,成为了血的主要组成部分。同时,津液也通过脾的升清与肺的肃降布散于脉外间隙。脉外之津与脉中之血通过阳气的气化作用,出入于脉道内外,互生互化,维持动态平衡。"夺血者无汗,夺汗者无血"。说明血和津液旺则俱旺、伤则均伤。此为气血津液的同源关系,也是脏腑功能活动的物质基础。

在功能上,一方面津液和血的生成、输布与排泄有赖于阳气的气化、温煦、推动和固摄作用,如杨士瀛《仁斋直指方·血营气卫论》所言:"盖气者,血之帅也,气行则血行,气止则血止,气温则血滑,气寒则血凝,气有一息之不运,则血有一息之不行。"另

一方面,气的运行以津血为载体,气运行周身必须依赖于津血的流畅,即血为气之母,血至气亦至。可见气血津液生理上相互依存、相互为用。

2. 气血津液、病常相因

《素问·调经论》曰:"血气不和,百病乃变化而生。"临床气血津液往往相因为病。又曰:"卒然外中于寒,若内伤于忧怒,则气上逆,气上逆则六输不通,温气不行,凝血蕴里而不散,津液涩渗。"说明外感内伤等病因可致气机紊乱,产生"血凝津涩"的痰瘀之变。不仅猝然发生的疾病如此,病久亦如此。叶天士在论述"久病入络"时指出:"经年累月,外邪留着,气血皆伤,其化为败瘀凝痰,混处经络"。可见外感与内伤可同时影响气血津液的运行,初则"血凝津涩",久则"败瘀凝痰"。

痰和瘀均为津血不归正化的产物。因"津血同源",所以同一病因皆可同时影响津和血的正常输布和运行,导致痰和瘀的同生,且两者往往胶着互结、交互为患。如阳气亏虚不能输布津液,津液停聚则成痰;阳气亏虚不能温运血脉,血运迟滞则成瘀。气滞水道失于疏泄,津液输布障碍而停聚成痰;气为血帅,气滞血行不畅则成瘀。邪热内盛可灼津成痰;热邪煎熬,血液浓缩,或热邪壅滞血脉,血行不畅,亦可致瘀。

3. "血不利则为水"为心血管病的一个主要病机

"血不利则为水",出自《金匮要略·水气病脉证并治第十四》,指出了血与水的病理因果关系。由于水为阴邪,得阳始化,此处亦含有阳气不足而致"血虚"和"血寒"的病理机制,表明了气、血、水的相互联系。杨士瀛曰:"真心痛,也可由气血痰水所犯引起。"可见,"血不利则为水",也可作为冠心病、心功能不全等心血管病病机演变的一种原因。

"血不利",可因血液量和成分的异常,也可因脉管的功能异常。"血不利则为水",这里的"水"指因"血不利"而使津液输布、代谢失常导致的病理产物积聚,其中轻清者渗出脉外,留在组织间隙形成水肿;浊厚者滞留黏聚于脉内,和血液有形成分互结形成斑块,使管腔狭窄阻碍血液运行。《素问·玉机真脏论》曰:"脉道不通,气不往来。"此可致"不通则痛";脉络瘀滞,心失所养,亦可致"不荣则痛"。

痰瘀蕴结日久,则易化热。痰瘀蕴结于脉中,气机不利而致气郁化火;"瘀血不去,新血不生",痰瘀蕴结日久影响血液化生,而致血虚生热。火热内生,则炼液成痰,炼血成瘀,形成火热与痰瘀相互影响、互为因果的恶性循环。如《血证论·阴阳水火气血论》云:"血虚则精竭水结,痰凝不散,心失所养,火旺而益伤血。"火热煎灼,不仅可使痰瘀积聚,也可使痰瘀黏稠胶着,酿化秽浊、酷烈、暴戾的毒邪,蚀脉伤肌,发生心血管事件。

4. 从气瘀痰毒辨证,治疗心血管病

虽然痰瘀互结是心血管疾病发生发展的病理因素,但古代医家着眼于治病求本,多倡导以治气为先。朱丹溪曰:"善治痰者,不治痰而治气,气顺则一身之津液亦随气而顺矣。"吴塘亦云:"善治血者,不求之有形之血,而求之无形之气。"具体心血管病而言,治气当兼顾气虚与气滞两端,气虚、气滞可致痰瘀,痰瘀可致气虚、气滞,痰瘀化毒又可伤气耗气。因此,补气药或理气药当贯穿整个治疗过程,以期气血调和、瘀化痰祛。补阳还五汤为治疗心脑血管疾病气虚血瘀的代表方剂,方用大剂量生黄芪补气,小剂量当归、桃仁、红花、赤芍、地龙活血化瘀通络,补气以调血脉,使气行血行;血府逐瘀汤为治疗气滞血瘀心脑血管病的代表方剂,用大剂量当归、生地黄、桃仁、红花、赤芍、川牛膝等活血化瘀通脉,少用柴胡、枳壳、桔梗等疏达气机,以奏疏畅气机、活血化瘀之效。这里气虚血瘀和气滞血瘀治疗方药中气药和血药的剂量配伍较为重要:气虚血瘀者,不重用走而不守的黄芪,则难以起到气行血行之用;气滞血瘀者,若辛散理气药大于活血化瘀药,不仅不能调和气机,反有耗气伤阴之弊。

痰、瘀、水既然相关,那么单纯祛痰、利水则瘀血难化,单纯活血化瘀则痰浊难蠲。因此,在心脑血管病的治疗过程中,应重视痰、水、瘀并治,化痰不忘祛瘀,祛瘀兼顾化痰。如《圣济总录·胸痹门》四温散(枳实、胡椒、莪术、附子)治疗胸痹,方用枳实行气化痰散结,莪术破血化瘀行气,附子、胡椒温阳散寒。当归散治心痛,用当归、赤芍活血,桔梗、槟榔化痰;大黄散治心痛,方用大黄、赤芍、鬼箭羽、鬼臼除血结,桔梗、芒硝等化痰;皆体现了气、痰、瘀的并治。

《诸病源候论·心悬急懊痛候》认为:邪迫于阳气,不得宣畅,壅瘀生热。在传统中医的诸多病邪的致病过程中,唯有"毒邪"善于腐肌、伤肉、损脉,具有酷烈性、损伤性、多变性的特点,所以痰瘀互结的基础上蕴热酿毒,为心血管病发展和恶化的主要病理机制,在活血化痰的基础上配伍清化血脉热毒药是稳定病情、改善预后的重要环节,但需要注意应用清热解毒药的时机。如痰瘀尚未化毒,过用苦寒解毒之品则易凝滞气机、损伤胃气。对于痰瘀互结、具有化毒趋势者,可适当配伍解毒之药,以求未"毒"先清、先化,可选用清透解毒药,如金银花、连翘、败酱草、野菊花等,防止毒邪致变,又不致遏邪伤正。若蕴毒化生,已败坏形质、损伤血脉,则当及时应用清热解毒药,如黄连、穿心莲、大黄、金银花等。如何确定有无痰瘀互结化毒趋势或化热的程度,根据舌苔

干燥或燥裂、舌面有芒刺,舌质紫暗和红绛,同时结合疾病迅速加
重、恶化等,多可判断,需要临床加以注意。

十三、谈中医临床辨病论治

辨证论治是中医学临床治疗疾病的一个主要模式,但由于
中医"证"的辨识在定性和定量方面多是主观认知归纳演绎的结
果,不同的临床医生对同一患者的证候往往会得出不同的概念,
中医的辨证论治便显得十分灵活,造成一些人对中医学科学性的
怀疑。随着现代医学的发展和普及,中医所面临的已不再是那些
概念模糊、笼统的病名,而是经现代医学基本诊断清楚的有明确
生理和病理改变的疾病群。如何辨治现代医学诊断明确的疾病,
成为中医临床不可回避的现实问题。

现代医学的所谓病,通常是指人体功能和形态的异常变化或
病理形态改变的诊断学概念。任何疾病皆具有一定的发生和演
变规律,在治疗上有一定的规律可循。传统中医所描述的疾病,
多以主要症状、取类比象的病因病机或形象的比喻命名,如痹证、
水肿、痰饮、胃痛、头痛等,在病理演变上较难寻找其自身特征性
的变化规律,因而,也难以采用针对性的方法去辨病治疗。如中
医的痹证,大体上可包括现代医学的风湿热、类风湿性关节炎、坐
骨神经痛、骨质增生性疾病,其他如布鲁氏菌病、血栓闭塞性脉管
炎、硬皮病、结节性红斑、系统性红斑狼疮、多发性肌炎等亦可涉
及,这些疾病的中医治疗显然受各自不同疾病的病理演变规律的
影响。如果对上述疾病都简单地以中医的痹证进行辨证治疗,而
不考虑它们自身的病理变化,则显然失之偏疏。

1. 辨病是中医固有的认知疾病方法

传统中医学的辨病施治,一般认为渊源于《黄帝内经》,创立

于《伤寒杂病论》。因受历史条件的限制,这种中医固有的辨病施治方法不仅未能随历史的发展而得到应有的发展,反而被不断突出的辨证施治所掩盖。至明清之后,这种辨病思想才又被许多医家重视,如清代徐大椿在《兰台轨范》中说:"欲治病者,必先识病之名,能识病之名而后求其病之所由生,知其所由生,又当辨其生之因各不同,而病状所由异,然后考虑其治之法,一病必有主方,一方必有主药。"说明每个疾病都有自己的基本病因、病机、变化规律、主要治疗方法及方药。这在中医外科有较好的体现,如疮疡疖肿,从局部病变的肿势、皮肤色泽施以针对性的方药治疗,临床多可获得良好疗效。内科疾病由于受历史科学水平的限制,古代中医临床只能从疾病反映在外的症状去演绎、归纳出"证"的概念,这种"证"的获得显然带有较大程度的主观性、模糊性,与"证"相适应的治疗便显得十分灵活。在科学技术高度发展的今天,人们已能够通过理化检查观察到机体脏器的活动状态和病理生理改变,所以现代中医无法回避运用各种先进诊察手段所获得的对"病"的认识。现代医学疾病多是以区别于其他病的"病理生理"改变而诊断的,它们有自己独特的病理演变过程和发展规律,在疾病发展的某个特定阶段,它们的病理变化多相一致,其临床症状亦大致相似,如冠心病心绞痛发作期,基本病理改变为冠状动脉粥样硬化狭窄、痉挛、微血栓形成,突出症状为心前区压榨性疼痛、绞痛、闷痛;急性病毒性肝炎,基本病理变化为肝细胞变性、坏死伴有白细胞和组织细胞浸润,一般临床表现为急性起病、发热、恶心、厌油腻、腹胀、肝脾轻中度肿大、肝区叩击痛压痛、肝功能异常、病毒抗原抗体阳性等。这些反映在中医的辨病施治上,亦当有区别于其他疾病的治疗特点。

2. 中医辨病与辨证的关系

辨病是着重于疾病病理变化过程的认识,它强调疾病内在的生理病理变化规律;辨证则是侧重于疾病某阶段病情状态的整体认识,它重点考虑的是每个患病机体的机能状态及其所处环境的差异,但这些因素往往可掩盖疾病内在的病理变化。有时经治疗,疾病症状虽可减轻或消失,但疾病却不一定痊愈。如病毒性肝炎,辨证治疗后腹胀、恶心、纳呆等症状虽然可减轻或消失,但肝细胞变性坏死、肝功能异常仍可持续存在,甚至可加重。对疾病病因的认识,中医辨证采用"审症求因"的方法,其病因多是为解释发病机理而设,并非为真正客观的病因。如感受风寒引起的上呼吸道感染,因患者的体质不同可表现为中医的风寒外感和风热外感;病毒性传染性强的疾病,如 SARS 和新型冠状病毒感染,中医笼统地解释为"毒"或"疫毒",这种"毒"也是一种相对模糊的概念。在辨证施治原则的指导下,中医的治则有"同病异治"和"异病同治",这从辨证论治的发展来说,是比较完善的方法。尽管这种方法对病证的认识全面权衡了患病机体某阶段的病情病势,但毕竟是一种"暂时"或"某一阶段"状态的认识。每种病都有其独特的内在规律,疾病在其发展过程中,由于各种因素的影响,可出现各种不同的证,但这些不同的证却总是受着疾病基本病理过程的制约和影响。临床上不同疾病之间"相同"的证在治疗上是有很大差异的,仅满足于辨证施治、满足于某个阶段临床症状的暂时改善,中医的临床水平就无法提高,中医治疗学的发展就会停滞不前。如中医的胃脘痛,可出现在胃十二指肠溃疡、急慢性胃炎、胃癌、冠心病等疾病中,若只按中医胃脘痛辨证施治,显然缺乏针对性,遇到胃癌、冠心病患者因未得到正确及时治疗,还会延误病情。临床上高血压病、围绝经期综合征、甲状腺功能亢进等疾病都可表现为肝阳上亢证,但却各有特点:高血压病易化风化火,围绝经期综合征以肾虚为本,甲状腺功能亢进多痰气交结。异病同证,同中有异。糖尿病(消渴),虽有上消多饮在肺,中消多食在胃,下消多尿在肾的不同,及兼气虚、血瘀等的差异,但整个病理过程始终贯穿着阴津亏耗、燥热内存这一基本病机,临床治疗也始终离不开滋阴清热。所以,所谓"同病异治"是在"同"的基础上的"异","异病同治"也是在"异"的基础上的"同",临床不仅要"同病异治"或"异病同治",还要把握每个疾病自身的规律而"异病异治"。

辨病施治是着眼于疾病病理变化基本规律的治疗方法,它弥补了单纯辨证施治的不足。一些疾病的潜伏期、初期或无症状期可无任何不适,此时中医治疗因无证可辨,施治亦难,而通过理化检查可发现异常,通过辨病亦可治疗。如慢性肝炎,在疾病的稳定阶段,临床可无任何症状,而理化检查可发现肝功能异常,通过疏肝健脾、活血解毒等法治疗,可促进肝功能的恢复,达到治疗的目的;输尿管结石嵌顿性肾积水,X线检查或二维超声检查(B超)可发现结石和水液的积聚,采用温阳活血、排石利水法多可获得较好的排除结石、积水的效果;慢性肾炎、哮喘及慢性支气管炎患者,在早期未呈现肾阳虚症状时,通过理化检查可发现肾上腺、甲状腺、性腺等多靶腺功能紊乱,通过微观辨证属于轻微的或潜在的肾阳虚证,施以温肾补阳方药治疗,可预防其季节性发作,并可改善其内分泌和免疫功能。这些疾病如不依据辨病方法,就不可能对疾病作出早期诊断和恰当治疗。

3. 中医辨病施治的方法

中医辨病施治,不应停留在西医诊断、中医辨证分型治疗或专病专方专药治疗的水平上,这种辨病虽然避免了延误西医诊断和治疗,形式上也属于辨病施治,但这不是真正的中医辨病施治。中医辨病应当利用现代先进的理化检查方法,扩大自己的诊断视野,在中医理论指导下,去分析认识观察到的新内容,从中医思维揭示贯穿于疾病始终的内在规律,探求疾病的内在病因病机,主要可表现为以下几个方面:①运用传统中医理论体系,认识疾病发生发展过程中的基本病理生理改变,在此基础上总结出自己的治疗规律。如脑血栓形成,血液黏稠度增高属于中医血瘀的范畴,无论辨证属于肝阳上亢还是气虚血瘀,合理运用活血化瘀药皆是获取疗效的重要方法之一。②根据病变的部位认识疾病的病因病机,如再生障碍性贫血,因其病变在骨髓造血干细胞,根据中医肾主骨生髓的理论,应用补肾填精方药为主治疗,疗效较益气健脾生血有所提高;隐性胆囊结石,根据中医胆性疏泄,以通为顺的认识,采用疏肝理气、排石方法治疗,多可取得排石的效果。③根据发病特点认识疾病的病因病机,如急性病毒性肝炎,根据其发病快、易传染的特点,中医认为其病机属于"疫毒",因其病位在肝,中医治疗多采用疏肝柔肝,结合清热解毒之法。④根据微观的生理病理改变认识中医"证"的实质,如肾虚和下丘脑 - 垂体 - 肾上腺轴的关系,肝郁和交感神经、副交感神经的关系等,此项研究由博返约,有助于认识疾病发展过程中虚实的变化规律。⑤中医复方、单味中药有效成分和药理作用研究,可为提高中医辨病用药的针对性提供客观依据。

总之,中医辨病和辨证是两种不同的辨识疾病病位、病性、病势的方法,但两者又可相互联系、相互补充。辨病有助于辨证从整体、宏观把握疾病的病位、病性、病势的发展变化;辨证则可为辨病提供分析、认识疾病病理、生理演变规律的方法导向。临床以病为主轴,探索疾病在其发生发展过程中各个阶段的病情特点和相应的治疗方法,对提高中医临床疗效具有积极的促进作用。

十四、结合舌质舌体,辨黑苔和黄苔的寒热虚实

舌苔由胃气蒸腾上升于舌的表面而成。五脏六腑皆禀气于胃,因此舌苔的变化不仅可反映感受病邪的寒热属性和阳明胃腑的虚实,还可在一定程度上反映其他脏腑疾病的寒热虚实。临床从舌苔辨识病因、病位、病性,需要和舌质结合互参,在诊察舌苔的基础上,结合舌体大小、舌的质地和色泽综合判断。

一般而言,在疾病发展演变过程中,舌苔变化较快,可较客观地反映病邪的进退和脏腑虚实:如痰湿内阻证,舌苔由厚腻转薄转润,表明痰湿渐化;舌面光红无苔转为薄苔,表明阴津渐复。舌质变化与气血盛衰关系更为相关,但其变化一般较舌苔为慢。

中医舌诊一般认为黄苔、黑苔舌质红者多属热证,白苔舌质淡者多为寒证,但由于气血津液同源、阴阳互根互化,疾病的寒热虚实在不同的个体和疾病的不同阶段可有多种变化。因此,以寒为主和以虚为主的疾病表现为黄苔、灰黑苔、燥苔者也不少见。

1. 黑苔

关于黑苔,临床一般多执两端:黑而燥裂或生芒刺,多认为是邪热炽盛或阳明实热;黑而润滑多是阳虚有寒。其实临床并非全是如此,也有如下几种特殊情况:①《笔花医镜·望舌色》云:"舌黑而润泽者,此系肾虚,宜六味地黄汤。"表明不仅肾阳虚会有黑苔,肾阴虚的六味地黄汤证有时亦可表现为黑而润泽的舌苔。黑为肾之主色,尤其是舌根部又为肾所主,舌根部位的黑润苔,也可是肾阴精虚亏、不能气化的表现。②舌黑而燥,舌体胖

大而软,齿痕明显,舌质淡白,此为脾肾虚寒、寒湿内阻、阳虚不能化气、津不上承于舌所致,多为脾虚湿阻寒化的进一步发展。③《古今医彻·舌论》云:"脉虚数,或微细⋯⋯舌虽黑,虽焦枯,虽肿,虽生刺,乃真水衰竭,不能制火,惟以六味地黄丸大剂饮之。"此处的黑燥苔,和《笔花医镜·望舌色》所言的舌黑而润的舌苔虽然不同,但两者皆有肾阴精亏虚的病机,只是苔燥者为肾亏津液不能气化上承;苔润为津液未伤,津可上承。④黑苔伴有舌质紫红、舌体肿大、舌苔枯燥、芒刺,为血分、阴分瘀热内炽,病情多危重,应大剂清化阴分热毒之剂治之。

2. 黄苔

黄苔为临床常见的一种舌苔,服用含有黄连、黄芩、黄柏、片姜黄等的复方或中成药,以及服用复合维生素 B 等药物时,舌苔皆可被染为黄色,临床需要注意。临床辨识黄苔的寒热虚实,需要注意以下方面:①老黄、燥黄或深黄者,多属于湿热和实热;嫩黄或浅黄者,多属于气虚、阳虚气机不化的郁热。②舌苔黄腻或黄厚腻,紧贴植根于舌者,多属于湿热、痰热;舌苔薄黄而腻或滑,浮于舌面者,多数为寒湿郁阻化热。③舌苔垢浊或黄厚而燥者,多为疫毒、湿毒伤津,或食积蕴而化热伤津;舌苔垢浊而灰白或黄腻而滑者,多为胃气衰败或阳气式微,食滞不化,或秽浊不化。④舌苔黄腻或燥,舌体肿大或舌质紫红、暗红者,多为湿热或湿热伤津;舌体淡胖、齿痕明显者,多为气虚、阳虚,寒湿郁而化热。此时治疗切忌一味苦寒清热,重伤阳气,使寒湿胶结难化难解。

总之,舌苔色泽的黑、黄以及质地的燥、润,皆可有寒热虚实。从舌苔辨识疾病的寒热虚实,须与舌质、舌体、脉象和全身症状等有机结合互参,辨证才不会失于偏颇。

十五、整体平衡的动态联系决定了同一病证不同方药治疗的有效性

中医临床治疗同一个体的同一病证,不同医生的治疗方法和应用方药也往往不同,但却皆能获得一定疗效,尤其是对于慢性复杂疾病,这产生了传统中医不同医家和不同学派的学术争鸣。应当说正是这种学术争鸣,促进了中医学术的发展,促进了临床综合诊疗水平和疗效的提高。

人体是一个复杂联系的有机整体,表现为五脏六腑的生克联系,气血阴阳的互生互化、互克互用,气机的升降相因、出入相感。人体健康是脏腑阴阳气血动态相对平衡的结果。"阴平阳秘,精神乃治","气血冲和,万病不生",这里的"平""秘"与"冲和",皆有"平衡"的意思。人体的这种相对平衡建立在脏腑器官、气血阴阳错综复杂联系的基础上,建立在不同脏腑器官生物信息正常传导和对不同病理刺激的相互应答反应上。因此,当体内外的致病因素作用于人体,干扰或打破这种平衡时,机体的反应状态也是复杂的、多样的、动态变化的,即使普通感冒、机体局部的细菌感染、单一血管的介入治疗等,也会引起机体各个器官复杂多样的生理反应和病理变化,然后形成人体对疾病的整体反应,即整体气血阴阳的平衡失调。取类比象、司外揣内,不同医者从不同的侧面,采用不同的方法认识这种平衡的失调,归纳演绎四诊信息,形成病证的概念。对于同一个体同一病证的认识,有些医者之间可基本一致,但大多数医者的认识会有一定的差异,甚至可基本不同。因此,不同医者所采用的中医治疗方法和相应方药也会有各种各样的变化。

中医的病和证是多方面信息综合形成的整体概念。针对同

一患病个体,不同的医者可辨出不同的证候;针对同一种病因病机产生的同一种证候,中医可有多种不同的治疗方法。如基本病因病机为胸阳闭阻的胸痹心痛,临床既可用宣痹通阳的瓜蒌薤白剂治疗,也可用芳香温通的宽胸丸治疗,还可用辛温通阳的桂枝类方药治疗。肝郁脾虚证患者,既可用逍遥散加减治疗,也可香砂六君子汤加减治疗;前者可使肝气疏达、肝不克脾,脾气自复其健运;后者可使脾气健运、气机升降有常,肝用自可疏达。再如肾阳虚患者,既可在填补阴精的基础上,稍加辛温助阳、微生少火,如熟地黄、山茱萸等配伍小量的附子、肉桂;也可用巴戟天、菟丝子、淫羊藿、肉苁蓉等甘温补肾;也可用鹿茸、海马等血肉有情甘温之品补肾;还可用人参、西洋参补元气,在此基础上配伍小剂量附子、肉桂等温补肾阳。虽然对同一病证的治疗方法和方药可有多样,但皆是用药物的阴阳偏性调整机体的某一方面的阴阳平衡。人体阴阳气血平衡失调是复杂联系紊乱的结果,无论哪一方面的联系失调得到调节,整体的阴阳气血联系皆有可能向有序平衡的方向发展,所以临床皆可获得一定的疗效。

现代临床许多重大慢性疾病,如免疫性疾病、代谢性疾病、肿瘤、糖尿病、缺血性心脑血管病等,在整体气血阴阳平衡失调的前提下,皆可存在脏腑器官阴阳复杂平衡联系的失调:既可累及心肺,也可累及肝脾肾;既可有不同脏腑气血的亏损,也可有不同病邪的积聚。而且,对疾病病因病机的认识也随着长期的临床实践而逐渐深入和发展:如中风,唐宋以前多从正虚邪中立论,唐宋以后则多从内风立论,清代王清任倡导"半身元气亏虚"之说,当代诸多学者则倡导急性期中风主要病机为火毒败坏脑络、损伤清窍。根据中风表现出的众多临床特点,可知临床医者对同一中风患者可存在不同的病因病机认识,其原因在于医者认识疾病的方法不同。现代中医临床采用不同的治疗方法治疗中风,皆获得了一定疗效。以效反证,也说明其病机的多样性和复杂性。对于类风湿关节炎、强直性脊柱炎等风湿性疾病,有学者主张以祛风化湿、通络止痛为主治疗;有学者主张以滋补肝肾、温通经络治疗;还有学者根据夜间疼痛严重、关节强直畸形损伤的特点,认为主要病机为肝肾阴分瘀毒、热毒损伤经筋骨骱,采用补肾祛瘀解毒方法治疗。对于慢性心功能不全,有主张以温阳化气行水为主治疗者,有主张益气活血利水为主治疗者,有主张益气温阳化气利水为主治疗者。虽然上述疾病不同医者的治疗方法和使用方药不同,但皆为目前临床常用的有效治疗方法。

同一临床疾病、同一患病个体、同一疾病阶段,尤其是老年疾病、慢性疾病,其整体的阴阳平衡失调、气血失和建立在体内脏腑器官、经络阴阳平衡失调、气血失其冲和之性的基础上,建立在体内脏腑经络气血相互联系紊乱的基础上。因此,不同的辨证治疗方法,如内科疾病的脏腑辨证和气血津液辨证,温热病的卫气营血辨证和三焦辨证,对同一状态下的疾病可得出不同的病因病机和证候认识,治疗的方法也会有诸多不同。但无论什么治法、方药干预疾病,只要通过某一方面或几个方面调节了机体的阴阳平衡,促进了新的整体阴阳气血平衡的建立,促进了整体气血冲和之性的恢复,疾病即有好转和向愈的可能。

在传统中医学几千年的发展过程中,不同的区域、不同的学术传承形成了许多不同的学术流派。中华人民共和国成立后,我国建立了中医大学人才培养教育体系,统一了全国的中医教材,但由于个人生活环境不同、传统文化教育不同和大学后工作经历不同,也会产生许多不同的认识疾病和治疗疾病的方法。因此,在中医临床治疗疾病的过程中,针对同一个体的同一病证的治疗,也会有许多不同的治法和相应的方药。不同的学术流派、不同的病证认识之间的争鸣有利于中医学的繁荣发展,有助于临床疗效的提高,中医临床医者对此应兼容并蓄、博采众方,逐渐丰富和提高自己认识疾病和治疗疾病的能力。

第二章 方药寻幽

一、中医临床治病不仅要方证对应，也要方病对应

现代中医临床诊治疾病，多是根据临床症状和不同病因致病的特点作出"病"的诊断，在四诊合参的基础上归纳出"证"的概念，然后针对"证"的表里寒热虚实，采用自然药物的阴阳属性和功效调整或纠正机体阴阳的偏盛偏衰，使之达到相对阴平阳秘的平衡状态。这里既包括治"证"，也包括治"病"。"辨证论治"和"辨病论治"，一直是中医临床诊治疾病的两种模式，且两者相互交叉、互为参照、互为补充。基于"辨证论治"：证形成的病因、病机决定了方药的选择，方药的配伍对应于"证"所包含的病势、病位、病性、病因的信息和脏腑气血失却冲和之性的复杂关系。此种诊治疾病的模式称为"方证对应"；基于"辨病论治"：疾病内在的病理生理变化，即疾病固有的发生发展规律决定着方药的选择，方药的选择针对疾病的病理生理变化，此种模式称为"方病对应"。关于方病对应，早在 2 000 多年前的中医经典《黄帝内经》中即有论述，而且现代临床医生皆自觉或不自觉地将其应用于疾病的诊治。

随着现代医学的迅速发展和普及应用，中医临床所面对的绝大多数疾病已不再是概念模糊、笼统的传统中医的病名，如"胃脘痛""心悸""泄泻""胸痹""头痛"等，而是西医学诊断基本

明确、具有相对固定病理生理变化的疾病。中医学如何认识这些具有特定病理生理变化的疾病,如何发挥整体辨证的优势诊治这些疾病,提高中医方药治疗疾病的针对性和临床疗效,成为现代中医临床不可回避的问题。因此,对"方病对应"的历史发展、临床应用,以及其与"方证对应"的差异进行梳理甄别,对现代中医临床具有重要意义。

1. "方病对应"的历史沿革

中医"方病对应"诊疗学的基础是"辨病论治",其早在《黄帝内经》中即有相关论述。《黄帝内经》中多处提及相关的"病名",如"痹论""痿论""咳论"及"寒热病""水肿""热病"等,强调明确疾病诊断的重要性。《黄帝内经》中针对疾病的治疗方药虽然不多,但皆以"方病对应"为基本治疗模式提出,如《素问·腹中论》"有病心腹满,且食则不能暮食……治之以鸡矢醴,一剂知,二剂已";《素问·病能论》"有病怒狂者……使之服以生铁落为饮"等。此应是传统中医学"方病对应"治疗疾病模式的肇始。东汉末年张仲景《伤寒论》强调病脉证并治,注重某个疾病的病机特点规律,确立相应的治法和方药,如太阳病用桂枝汤、麻黄汤,少阳病用小柴胡汤,阳明病用白虎汤、承气汤,太阴病用理中汤,少阴病用四逆汤,厥阴病用乌梅丸等。在此基础上,再分别根据疾病的不同变化和表现出的不同症状进行辨证加减。此外,《金匮要略》中亦有不少辨病治疗的专方专药,如治疗狐惑病的甘草泻心汤、治疗百合病的百合地黄汤等,显著丰富了"方病对应"治疗的内容。晋唐时期医家葛洪指出,临床应"分别病名,以类相续,不先错杂";唐代孙思邈提倡"夫欲理病,先察其源";这两种说法皆表明临床治疗疾病要注重探求疾病的病因病机,注重辨病论治。《备急千金要方》与《外台秘要》,在治疗专病的方药方面较张仲景又有发展,如治瘿用羊靥(羊甲状腺)、海藻、昆布,治消渴用生地黄、黄连,治痢用苦参,治夜盲用羊肝等。至宋、金、元、明、清时期,由于受理学"格物致知"的影响,以由外及内、归纳演绎为主要认知疾病方法的辨证论治得到迅速发展,针对疾病基本病理变化的辨病论治发展则相对滞缓,但亦不乏重视辨病论治的医家,如宋代陈言的《三因极一病证方论》指出:"因病以辨证,随证以施治。"清代张璐在《张氏医通》卷十三至卷十五中列出内、外、妇、儿诸科各病的专方。迨至近代,随着传统中医临床实践经验的不断总结、发展和升华,许多中医临床医家重新审视辨病论治的重要性。已故著名中医专家岳美中教授曾说:"现代中医界流传着一种只重证不重病的错误倾向,理由是凭借八纲的阴阳、表里、寒热、虚实所表现的不同症状,施以治疗,就可以解决各种不同的疾患,我认为这是把辨证论治庸俗化了。病是基本矛盾,证是主要矛盾,各有自身的特殊性。"岳美中教授的论述对现代中医临床具有十分重要指导意义。

因此,着眼于贯穿疾病基本矛盾的"辨病论治"及"方病对应",自古至今皆是中医临床治疗疾病的一个重要模式,其与辨证不同的是辨证着眼于疾病某阶段整体症状、体征的综合,而辨病则注重于疾病固有的病理生理改变。两者在认识和治疗疾病方面,各有侧重,不可偏废。

2."方证对应"的局限性

"方证对应"的核心在于强调临床治疗疾病"有是证用是方"或"一证一方"。中医的"证"是医者对患者某个时空的症状、体征主观认知的概括归纳,主观认知的能力不同,对同一患病个体症状、体征的认知必然会出现显著的差异,因而"证"具有模糊性和不确定性的特点,与"证"相对应的治疗便显得十分灵活,难有统一的诊断标准。此外,临床即使辨证相同,不同医生因临床经验和传承不同,也会采取不同方药治疗。再者,临床用于某一证的方剂常有多首,即"同证异方";同一方又可用于数个证,即"同方异证"。两者都能获得一定疗效。"同证异方"和"同方异证",提示中医方证关系并不是一方和一证的对应关系,更多情况是表现为方剂与证候间不同程度的对应,即方证的关联。

"方证对应",在较大程度上忽视了中医辨病。辨病强调疾病内在病理生理变化的规律。临床上异病同证,治疗上往往有很大差异,如肺结核、肺癌、肺栓塞、心肌梗死、胸膜炎等,疾病某一阶段都可出胸痛,表现为血脉瘀滞证,如果仅用活血化瘀方药治疗,显然过于宽泛,如遇心肌梗死、肺癌,还会贻误病情,甚至危及生命。临床许多慢性疾病在初期或代偿阶段,患者可无任何临床不适症状,或仅理化检查出现异常,此时中医治疗因无证可辨,施治亦难。大多数的高血压病患者可无任何临床症状,约一半以上的 2 型糖尿病患者可无典型的"三多一少"症状,大约有半数的慢性乙型肝炎患者早期无临床症状。另外,慢性肾功能不全代偿期、无症状性蛋白尿,以及高脂血症等患者均可不出现任何临床症状。对于上述疾病,中医临床基本上没有办法进行"方证对应"的辨证论治。显然,仅满足于辨证论治、方证对应,不注重疾病自身的病理、生理变化,就难以提高治疗的针对性和临床疗效,有时还会陷入无证可辨、无方可施的尴尬局面。

3."方病对应"的临床应用

"方病对应"重在于辨病的基础上病证结合,将西医对疾病病因、病理、生理改变的认识融入中医诊治疾病的范畴,以提高中医方药与所治疾病病理生理改变的相关性。病证结合临床诊疗模式融合了中西医病理学和中西医诊疗学,体现了疾病共性规律与患病个体个性特征的结合。在传统中医临床辨治实践中，"方病对应、因证易方"十分常见，如对"肾虚证"的选方，哮喘用金匮肾气丸、七味都气丸、参蛤散加减，泄泻用四神丸，头痛用大补元煎，眩晕用左归丸、右归丸，腰痛用青娥丸，阳痿用五子衍宗丸、赞育丹等。上述方药的选择，在对应"病"基本病机的基础上，注重不同病的"证"的特点，比较切合临床。

现代医学对疾病病理生理的认识，建立在解剖学、病理学及生理学之上，充分利用了现代的先进科学技术方法；中医学对疾病病理生理辨证论治的认识则基本源于整体归纳、演绎的思辨，即"黑箱思维模式"。由于缺乏微观、量化的定位、定性分析，其归纳的证也带有较大程度的主观性、模糊性。因此，中医传统临床上常用的辨证施治的方法在历史长河中，虽然宏观模糊的整体认识不断发展（如伤寒学说、温病学说、伏气温病学说、瘟疫论等），但鲜有类似清代王清任建立在解剖和中医学理论结合基础上的"血管无气""气虚血瘀"等认识的突破，而多是在天人合一、取类比象及演绎归纳基础上形成的不同认知，难以和客观的病理变化有机结合。和西医充分利用现代科学技术方法观察人体病理生理变化和研发针对性的治疗药物相比，中医的诊疗方法便显得发展缓慢，只能靠漫长反复的主观观察的感性认知，对以往的理论进行完善和补充。

应用现代西医学理化检查和影像学技术，不断扩大和拓展中医临床的诊断视野，认识和分析观察到的新内容、新现象，是中医辨病论治、方病对应的一个重要环节。如冠心病，中医学将其归属于"胸痹心痛"范畴。《金匮要略·胸痹心痛短气病脉证治第九》指出其病因病机为"阳微阴弦"，由胸阳亏虚、阴寒痹阻、胸阳失展而致。20世纪70年代以前，中医临床治疗冠心病多采用宣痹通阳或芳香温通方药治疗。冠心病的基本病理改变是冠状动脉粥样硬化狭窄、痉挛、血栓形成，与血管内膜增生、动脉粥样硬化（AS）斑块形成、血小板黏附聚集、血栓形成等密切相关，和中医血脉瘀滞不通十分相似。20世纪70年代后，郭士魁名老中医、国医大师陈可冀院士等倡导"血瘀"为冠心病的主要病机。在此基础上，针对冠心病基本病理变化，方病对应，主张以活血化瘀中药为主对冠心病进行治疗，并创制冠心Ⅱ号方（丹参、川芎、赤芍、红花、降香）用于临床，显著地提高了临床疗效。目前，活血化瘀方药已成为中医治疗冠心病心绞痛最常用的方药。再生障碍性贫血，属于中医学"虚劳""血证"的范畴。20世纪70年代以前，根据脾主生血的认识，多采用健脾养血法，方选归脾汤或当归补血汤加减治疗；20世纪70年代后，因本病基本病理改变为骨髓造血功能减低或衰竭，将中医肾主骨生髓的认识和西医的病理改变有机结合，尝试以补肾填精为主治疗本病，方用《太平惠民和剂局方》大菟丝子饮加减，亦显著提高了疗效。现代CT检查技术，可对脑出血作出明确诊断，根据"离经之血"便是"瘀血"的认识，突破脑出血忌用活血化瘀药的禁忌，采用活血化瘀方药治疗，在解除血肿对周围组织的压迫反应，缓解或消除血肿周围脑组织水肿，改善脑神经组织缺血、缺氧及坏死等方面，显示有优于以往凉血止血治法的效果。根据中医传统认为的"风、寒、湿三气杂至合而为痹"，对类风湿关节炎常采用祛风散寒化湿方药治疗，往往疗效欠佳；现代中医根据类风湿关节炎骨节肿胀、畸形强直、疼痛夜间为重的临床症状，认为急性期病机属热毒在肝肾经筋，应用清营汤合五味消毒饮加减治疗；慢性期病机属肝肾亏虚、寒湿瘀热在筋骨，采用桂枝芍药知母汤加温肾散寒、搜剔经络痰湿、活血通络的药物治疗，使部分患者病情得到了较为满意的控制。对于某些疾病无症状阶段的中医诊治，借助"辨病论治、方病对应"也可弥补辨证论治之不足。如对于无症状的 2 型糖尿病患者，四诊常无异常发现，但高血糖的危害一直存在，对此种状态的中医辨治，着眼于控制慢性并发症的发生、发展，采用补肾、健脾、养阴清热为主，辅以燥湿化痰、活血化瘀，多有较好疗效。

　　总之，辨病论治、方病对应治疗现代医学疾病，着眼于疾病自身病理和生理演变，可以和宏观整体辨证论治相互补充，但不应停留在西医诊断、中医辨证分型治疗或专病专方专药治疗的水平。中医的辨病论治、方病对应并不是简单地将西医病理生理改变和中医的辨证分型对号入座，而是运用中医学理论认识现代科学技术方法所观察到的病理生理改变，探讨疾病辨治规律的一种模式。辨病指导下的方病对应治疗比单纯辨证论治更有针对性及可重复性。因此，临床方病对应和方证对应结合，以疾病的内在病理变化为基础，总结疾病的辨治规律，探索疾病发生发展过程中各阶段的病情特点和相应的治疗方法、方药，对提高中医临床疗效具有重要作用。

二、李杲益气升阳用药特点和配伍规律

　　益气升阳是金元时期"易水派"的代表医家李杲（又名李东垣）以《黄帝内经》脾胃理论认识为基础，汲取汉代张仲景以及唐宋诸多医家脾胃病辨证论治的学术思想，结合自己的临证经验，提出的针对"脾胃不足之源，乃阳气不足，阴气有余"的治疗方法。在此基础上，李杲创制了补中益气汤、升阳益胃汤、升阳散火汤、升阳顺气汤等诸多临床至今仍然常用的有效方剂，奠定了补土学派治疗脾虚清阳不升相关病证遣方用药的基础。李杲在《内外伤辨惑论·四时用药加减法》中指出方剂命名的方法，认为

"凡治脾胃之药,多以升阳补气名之者此也"。据笔者统计,李杲著作《兰室秘藏》《内外伤辨惑论》《脾胃论》中以"升阳"命名的方剂有 19 首,主要集中在"劳倦内伤""经漏不止""泻痢"等章节中,基本能反映李杲不同的益气升阳治法和相应药物的配伍特点。系统分析李杲益气升阳治法的理论渊源、主要病机及药物配伍特点,对临床治疗脾虚相关疾病有重要意义。

1. 益气升阳的理论渊源

《素问·经脉别论》云:"饮入于胃,游溢精气,上输于脾。脾气散精,上归于肺……揆度以为常也。"《素问·玉机真藏论》云:"五藏者,皆禀气于胃。胃者,五藏之本也。"强调了脾气在运化水谷和转输清气以滋养脏腑气血的重要作用。《金匮要略·脏腑经络先后病脉证第一》中提出"四季脾旺不受邪"。《伤寒论》中许多条目均言"胃气和则愈"。这些说法强调了调理脾胃在防治疾病中的重要性。在此基础上,李杲认为阳气根源于两肾之间的命门,凭借肝、胆升发之气上行至中焦,得脾、胃化生水谷精微的充养,然后由脾气向上转输至心、肺,化为气血,布散至周身,发挥温煦肌肤、毛窍的作用。在此过程中,"脾胃"既是阳气转输的枢纽,又是阳气重要的生发场所。李杲认为,饮食失节、寒温失宜、劳逸过度皆可损伤脾胃,导致"阳气下陷,阴火上扰",即"脾胃之气下流,使谷气不得升浮",导致"阴火得以乘其土位"。可见李杲益气升阳治法的提出,是源于《黄帝内经》和《伤寒论》关于脾胃的相关理论认识。

2. 益气升阳所主病证的病机

李杲认为"百病皆由脾胃衰而生",所以"脾胃衰"是益气升阳所主病证的主要病机,具体可表现为如下方面:①脾胃受损,阳气向上升发能力不足,清气不能上达于心肺,布于肌表,故上气生化无源，出现"春生之令不行，则无阳以护其荣卫，则不任风寒，乃生寒热，此皆脾胃之气不足所致也"。患者多表现为气高而喘、身热而烦、脉洪大、头痛、倦怠等。②饮食摄入水谷不能正常运化形成精微物质以充养脏腑，则聚集而化为湿邪，或泛溢于体表肌腠，出现倦怠嗜卧、气短乏力、周身困倦；或湿邪留滞中焦出现痞满、纳呆、腹胀、胃痛；或湿邪下注肾间，扰动元阳，使相火亢逆，出现"蒸蒸而躁热，上彻头顶，旁彻皮毛，浑身躁热"。③眼、耳、鼻、口舌等清窍皆赖脾胃升发清气的荣养，方能发挥正常作用。脾胃气虚，不能升清，清窍失养，则出现"头痛，目不清利，目中溜火"等，即"脾胃既为阴火所乘，谷气闭塞而下流，即清气不升，九窍为之不利"。因此，治疗脾气失其运化病证，他强调应"以辛甘温之剂，补其中而升其阳"，以助春夏生长之用。

3. 益气升阳类方的配伍特点

肺气主治节之用，依赖中焦脾胃运化、传输水谷精微的充养，所以李杲认为脾气虚损不能正常转输清气，首先影响于肺，导致卫表空虚，外邪易侵，治需"以入肾、肝下焦之药，引甘多辛少之药，使升发脾胃之气，又从而去其邪气于腠理皮毛也"。李杲善于重用黄芪益卫固表；认为"脾胃一虚，肺气先绝，故用黄芪之甘温益肺气而固腠理"。同时李杲指出，"人之脾胃气衰，不能升发阳气，故用升麻、柴胡助辛甘之味，以引元气之升，不令飧泄也"。李东垣在《脾胃论·气运旺衰图说》中指出，对于脾胃气虚下陷，"先补则用黄芪、人参、甘草、当归身、柴胡、升麻"。此为李杲益气升阳法的基本配伍，以人参、黄芪、甘草补益脾胃之气，兼补肺气；柴胡、升麻升举下陷清气；配合当归养血活血通经以助清阳之气上行。

脾胃转输运化失常，水谷精微不归正化则变为水湿之邪，因此李杲益气升阳常结合祛湿化湿。水湿阻滞和水湿留滞的部位不同,治湿的方法也有不同,概括起来可分为益气升阳燥湿、益气升阳渗湿两类:①燥湿法。用于水湿之邪偏于中、上二焦及体表肌腠者,选用苍术、半夏、羌活、独活等,燥湿兼梳理气机,鼓舞脾胃阳气上升,即"风药胜湿"之意,如黄芪白术汤,方以黄芪、甘草、人参补益脾气,当归养血,配合升麻、柴胡升举阳气,羌活、细辛疏风除湿,同时协助柴胡、升麻升举阳气,主治湿气在表导致的四肢沉重、恶风头痛等。②渗湿法。适用于水湿留滞下焦者,常用泽泻、茯苓、猪苓等,如升阳除湿汤,方以柴胡、升麻升举脾胃清阳之气,配合羌活、防风、苍术疏风化湿,助柴胡、升麻升举脾胃之气,泽泻、猪苓利水以渗湿,主治脾虚清气下流肠间出现的腹痛、泄泻等。此配伍方法可使水湿从小便而解,但在脾虚升举无力时使用淡渗之剂,"病虽即已,是降之又降,复益其阴,而重竭其阳气"。因此,使用此法应注意轻用和中病即止,避免过用反使加重脾气下陷。

　　"脾胃虚则火邪(相火)乘之,而生大热",出现阴火内盛,大热汗出,面赤,鼻气壅塞不通,心中烦闷等。李杲认为出现这一病证的关键在于脾气大虚,不能上输清气于肺,阴火不降充斥于肌腠体表,因此提出"甘温能除大热",主张治以"辛甘温之剂,补其中而升其阳"。如补中益气汤以人参、白术、黄芪大补脾胃元气,配合升麻、柴胡升提脾胃清阳之气,助脾气上行入肺中,充养肺气及肌腠,以逆转阴火不降之势。由于"血为气之母""血以载气",故加当归养血润燥,使血得养而气旺、血得行而气行。陈皮燥湿化痰、行气畅中,防止甘缓之剂壅滞气机。全方配伍气血兼顾,以补气为主,升提为辅,兼调血脉,主治清阳不升、阴火不降所致的内伤发热及脏器下陷。

治疗阴火内盛、郁而化热,李杲多采用寒温并用方法,如应用黄芩、黄连、黄柏,配伍干姜、半夏、苍术、羌活、独活等辛散温中或疏风温散之品,一方面佐制苦寒之性,防止伤及脾胃阳气;另一方面寓有"火郁发之"之意,促进郁滞阴火发散。如主治阴火郁结眼部导致视物昏花的泻阴火丸,该方以黄芩、黄连、黄柏为主苦寒泻热,羌活、独活、防风辛温疏散使郁结阴火消散,同时又可防止苦寒之品伤及脾胃阳气。体现这一治法的方药还有补脾胃泻阴火升阳汤,该方以人参、黄芪、炙甘草益气补中,柴胡、升麻、羌活升阳;应用苦寒的黄连、黄芩与辛温的苍术配伍,辛开苦泄和降中焦胃气。本方用于饮食劳倦导致的脾胃损伤、湿热内蕴,同时伴有阴火上逆之证,尤其适合于长夏季节应用。郁热甚者,可酌加生石膏以增加清泻火热之力。可见,李杲治疗气虚阴火内滞之证,十分重视脾气亏虚为本,多用益气健脾升清之药。同时,根据阴火郁滞的轻重及伤阴的程度不同,分别配伍辛温疏散和甘寒或苦寒之品,以奏益气升清、补元化阴和疏散郁火之用。

总之,益气升阳,是李东垣在继承前人脾胃认识的基础上,结合自身临床实践形成的治疗脾气虚、清阳不升相关病证的基本方法,有关适应证、症及理、方、药的论述十分详细系统。李杲对脾胃在人体内阳气升发和转输中作用的认识,对脾胃气虚、中气下陷所致的内、外、妇、儿、眼、口、齿等病证的辨治方法,是《黄帝内经》《伤寒杂病论》脾胃病辨证治疗的进一步发展。李杲治疗气虚清阳不升、湿浊内阻、阴火内郁,十分重视疏风升清燥湿药的应用,提出"风药能除湿""脾胃气虚,阴火内盛"的认识,在苦寒坚阴、清化阴火的同时,配合辛温疏散药,恢复脾胃升举清阳之力,疏散郁滞阴火,形成了独具特色的治疗气虚湿浊内滞、阴火不降的方法。此不仅对明清温补学派的形成和发展具有奠基作用,对现代临床治疗脾胃虚损性疾患也具有十分重要的指导意义。

三、中医临证组方配伍的阴阳互用

中药方剂,或者说中药复方是中医辨病辨证和中医临床治病的枢纽。目前中药复方的数量可以十万计,就临床医者而言,一是不可能背记如此浩繁的方剂;二是临病临证时患者病情千变万化,严格地说,临床难有一个固定的一成不变的成方恰好切合于一个具体的疾病,即使有较为对应病机的方药,临床亦多加减应用。这就要求临床中医医生必须熟悉组方配伍的原则、方法和技巧,根据中药的性能、阴阳属性和中医方剂理论,将诸多药物有机地结合起来,调整机体阴阳的偏盛偏衰,使机体达到"阴平阳秘""气血冲和"的状态。

关于中药配伍组方的方法,早在《黄帝内经》中就提出了"君、臣、佐、使"的概念。《素问·至真要大论》云:"主病之谓君,佐君之谓臣,应臣之谓使。"明确指出一个典型的方剂的配伍包括"君、臣、使"几个部分。在临证组方时,不仅要关注方剂配伍的合理性,还要注意组方是否针对病情,是否切合病机,是否切中疾病的"病因、病位、病性、病势",是否顺从脏腑的特性和气血升降的规律。

1. 顺从脏腑特性

中医临床治疗内科杂病,组方时首先要顺从脏腑特性。中医认为顺其"性"曰补。各脏有各脏的特性,各腑有各腑的特点。同是阳虚,心阳虚治应温通。如临床治疗冠心病心绞痛、心力衰竭(简称:心衰),其治疗方法虽有活血、化痰、化饮、温通或宣化郁火之别,但总以宣通为主,此即为通阳,常选用瓜蒌薤白半夏汤或枳实薤白桂枝汤为基本方。脾阳虚治宜守中,脾位居中州,脾阳不足,寒从中生,多选用干姜、高良姜合炙甘草以达甘温守中、腐熟水谷的目的;肾阳虚时则应考虑肾脏内含真阴真阳,阳气无阴不化,组方时勿一味温补元阳,而应注意潜藏、微生少火,以达"少火生气"的目的。《景岳全书·新方八略引》云:"善补阳者,必于阴中求阳,则阳得阴助而生化无穷。"再者,同是阴虚,心阴虚养阴应注意甘寒而不腻滞,佐以和脉、安神;肾阴虚则应味厚滋补,佐以清相火,使相火不扰,阴精内守。因脏腑的特性不同,用药也有明显的差异。其次,顺从脏腑的特性还体现在临证组方应注重脏腑之间的联系,这亦是中医"整体观念"的体现,同时也是组方时必须考虑的主要环节。人体各脏腑通过经络在生理上相互联系,在病理上相互影响,因而临床治疗疾病时应考虑脏腑间的传变及联系,以奏相辅相成之效。如清心火常辅以泻肝,补肝阴常用滋水涵木,治疗肝火、肝阳上亢常用清肃肺气药等。

2. 动静结合

临病临证组方宜动中有静、静中有动。动中有静,阴血(精)才不致妄动耗散;静中有动,才能产生蓬勃生机。具体体现在以下 5 个方面:①滋补药佐以淡渗药,如六味地黄丸中熟地黄、山萸肉、山药配伍泽泻、茯苓、牡丹皮,寓泻于补,以泻助补,使补而不滞。②甘温补气药配伍行气药,如用补中益气汤中陈皮佐黄芪、人参、白术以行气和胃。③滋阴药伍用醒脾健胃药,如常用砂仁佐熟地黄,使之去熟地黄黏腻碍胃之弊,以达滋而不腻之效。④辛凉解表时配伍辛温解表药,如银翘散中辅佐少量荆芥穗、淡豆豉,温而不燥,助辛凉药透表祛邪。⑤苦寒清热药中配伍辛散药物,使热邪易解易散,如栀子、黄连、黄芩配伍金银花、连翘等,寓有"火郁发之"之意。此外,在注意动静结合组方时,应首先辨清脏腑,分清主次用药。动静结合,才能使之补而不滞,滋而不腻,敛不碍邪。

3. 升降相因

《素问·六微旨大论》言:"出入废则神机化灭,升降息则气立孤危。故非出入,则无以生长壮老已;非升降,则无以生长化收藏。是以升降出入,无器不有。"气机升降出入的协调是脏腑气血生化、脏腑功能正常的关键。欲升其阳者,佐以降气,以求欲升先降;欲降其阳者,辅以升散,以求降中有升。升降相因,主要包括以下两点:①在某一脏腑疾病中的应用。如疏肝方中,常用柴胡、枳壳配伍,柴胡主升,枳壳主降;治咳嗽、喘证方中,常用麻黄、桔梗、桑叶、杏仁相伍,麻黄、桔梗主升,桑叶、杏仁主降。②脏腑间气机的升降联系。脏腑间气机的相互联系是脏腑功能相互协调的基础,临床治疗脾胃病时强调气机升降的相因为用,即是此道理,如常用药对黄连、半夏,辛开苦降,用以消痞散结。失眠常因心肾不交引起,用肉桂温暖肾脏,使其上济于心;黄连清降心火,使其下潜暖肾。

4. 敛散(通)相合

敛指收敛固脱,散指发散、宣散。敛散相合的名方首推张仲景的桂枝汤,用桂枝辛散,用白芍酸敛以调和营卫。在调理脏腑病变时,亦应注意敛散(通)结合。如在补心气方中,常用黄芪、桂枝益气温阳,加五味子酸敛以防心气耗散。补肾固精的五子衍宗丸中,在补肾固涩药中加用车前子通利,以防收敛涩滞太过等。

5. 阴阳统一

传统中医学认为,疾病的发生是由于机体阴阳失去平衡,出现脏腑阴阳偏盛偏衰所致。因此,中医治疗疾病的核心在于用自然药物之性调理脏腑阴阳的偏盛偏衰。《素问·生气通天论》云:"阴平阳秘,精神乃治。"临证组方,强调阴阳统一,主要体现在两个方面:①注重机体脏腑总是阴阳两方面的有机统一,如肝体和肝用,肾阴和肾阳,心血和心阳,脾升和胃降,肺宣发和肃降等。当阴阳的一方受损,必定会累及另一方。故处方要紧紧把握脏腑阴阳属性的两个方面,不可偏执一端。如治疗肝郁气滞时,疏肝中要用柔肝药,许多疏肝解郁的方剂配伍白芍即是此意。治疗肾阳亏虚时,在补阴中稍佐温阳药,以微生少火,鼓舞肾气,如金匮肾气丸中重用熟地黄、山茱萸配伍少量附子、桂枝;升脾阳方药中佐半夏、陈皮以降;降胃气方药佐白术、甘草以升等,皆是从阴阳两方面调理脏腑的功能。②注重药物的阴阳属性。药物的四气、五味以及升降浮沉等特性,都是其阴阳属性的体现。阴药阳药的组合,不应简单地理解为寒凉药物配伍温热药,温热药配伍寒凉药,它有更为广泛的内涵。养阴药中配以淡渗及辛散理气药,亦属阴阳相合的组方方法。中医认为,动属阳、静属阴;升属阳、降属阴;散(通)属阳、敛属阴。因此广义上讲,上述的动静结合、升降相因、敛散(通)相合同样可归为阴阳统一组方的范畴。此外,临病临证时要注意方中阴药阳药的用量,不可泛泛皆以常用量组方,应根据机体阴阳的偏盛偏衰的不同,权衡方中阴阳药物的用量,才能致生化无穷之妙。

6. 病证结合

"病证结合"模式组方,即西医辨病与中医辨证相结合的组方。西医辨病主要指要明确疾病的病理生理改变和疾病的轻重缓急。如在治疗急性心肌梗死时,分急性期和缓解期论治。急性期病理改变以粥样斑块破裂出血、急性血栓形成为主,中医认为血栓及大量释放的坏死物质是瘀毒之邪,故急性期时主要选用活血化瘀解毒之品,如大黄、黄连、红花、丹参、赤芍等;缓解期多表现为邪去正虚,部分患者存在心功能异常、心室壁节段性运动障碍等改变,此时应选用益气扶正药,辅以去瘀生新之品,如黄芪、西洋参、菟丝子、丹参、当归等,配伍三七、血竭等。

总之,如何提高临床组方的能力,是关系到能否取得临床满意疗效的关键。临床组方,在注意顺从脏腑特性、动静结合、升降相因、敛散相合、阴阳统一、病证结合的基础上,还要注意如下方面:①熟悉脏腑气血阴阳和病邪的特性,这是临证组方用药的基础;②善用药性,而不仅是仅用其功效,中药的四气五味、升降浮沉最能体现药物的阴阳属性;③熟悉药物性味相伍的作用,如辛甘化阳,酸甘化阴等;④根据原方的功效、主治和组方中各药的阴阳属性,结合疾病阴阳偏盛、偏衰的不同,进行加减,慎重调整方中药物及增减药物的用量及比例,勿喧宾夺主。

四、清代宫廷医案应用药引的方法

中药药引是中医方剂"君、臣、佐、使"配伍的重要组成部分,为使药的范畴,指在方剂中引药归经直达病所、调和诸药偏性及增效减毒的药物,历代医家临床处方时皆十分重视。张睿谓:"汤之有引,如舟之有楫。"尤怡(字在泾)言:"药无引使,则不通病所。"均强调了药引的重要性。我国历代医药学家在长期医疗实践中,对药引应用积累了丰富的经验,在其所著的医药著作中,多有论述,且皆有丰富发展。

对于药引的认识,两千多年以前《素问·至真要大论》中即有"主病之谓君,佐君之谓臣,应臣之谓使"的记载;其后《神农本草经》谓"药有君、臣、佐、使,以相宣摄"。虽为论方剂配伍,但也包含了药引的内容,为后世中药复方药引药物的选择和应用提供了依据。

东汉张仲景为应用《黄帝内经》实践"药引"的典范,其对药引的应用可概括为五个方面:一是用于引药归经;二是用于佐助;三是用于反佐;四是用于调和诸药;五是用于减少药物的毒性。但其用于"药引"的药物较为局限,主要有甘草、生姜、大枣、粳米、胆汁、白蜜、酒、醋和童便等。唐宋时期,药引的应用引起了普遍重视。宋代中成药盛行应用,宋代出版的《太平惠民和剂局方》是官府组织出版的一部成药药典,所载成药788种,几乎每一种都论述了应配伍的"引药"及服用方法。药引不仅与汤剂配伍,同成药也广泛配伍使用。金元时期张元素在药物归经理论的启示下,提出"引经报使"认识,如羌活为手足太阳引经药,升麻为手足阳明引经药,柴胡为少阳、厥阴引经药,独活为足少阴引经药等。认为将这些药物配伍于相应方剂中,可引诸药归某经、某脏腑,以增强全方的效用,成为后世临床应用药引的基本法则之一。明代药引的应用有了进一步的发展,李时珍的《本草纲目》对许多药物的"归经报使"等均有记载,并单列"引经报使",对药引应用的发展起到了一定的指导作用。迨至清代,许多医家在系统总结传统经验的基础上,对药引的应用又有较大的丰富和发展,尤其清代宫廷的医疗实践,在使用药引方面,突破了传统引药应用的框架,既有方剂配伍的引药应用,又有辨证指导下和其他方药的联合应用,拓展了药引的内涵,为合理应用药引提高复方配伍效用提供了多种模式,对临床遣方用药有重要的指导意义。

1. 清宫医案药引作用

清宫医案中所应用药引的作用,涉及如下几个方面:用引药归属相关脏腑经络使全方作用直达病所,用引药增强全方药物的疗效,用引药固护脾胃,用引药调和药物的偏性和调和药物的口味等。

(1)引经直达病所:引药归经以直达病所,是清宫医案最常应用的药引方式,清宫医案中药引大部分属于此种类型。清道光朝医案记载:全贵妃因妊娠热盛,火烁肺金,以致身热咽干,有时咳嗽。御医拟清金代茶饮清泄肺热,引用芦根三把。全贵妃咳嗽病机为火烁肺金,芦根入肺经,长于清泄肺热,生津润燥而止咳,用作药引,不仅引药直达病所,而且有助于全方清化肺热。清光绪六年五月二十日,慈禧皇太后脉息左部浮取尚觉虚软,余部平平,昨微感咳嗽已解,眠食均好,大便未行,脊背凉热如旧,颅颡仍有津坠,间作气呛,腿筋之痛渐减,惟醒后肌肤色青仍未滋润,自系肝阴不足,而心气久亏,遇事烦劳,形神时倦,头目作眩。御医用保元益阴汤补肝益心,引用醋柴胡五分,领诸药入肝胆二经,外解半表半里之余邪以除凉热之症,内达颅颡而疗津坠气呛。继后医案记载表明,效验颇著。再如清光绪八年正月初九日,慈禧太后肩臂手指痠沉强痛,谷食不香,多言则胸中气怯,大便带溏。御医诊其脉左寸缓弱,右关见滑,辨证为肝阴血气未充,夹有湿饮,以益气养阴汤加减调理,引用酒炒桑枝三钱。以后或以本方加减进退,或以益气和营汤、益气养营汤、调脾和胃饮、清燥和胃饮、益气健脾汤等加减治疗,多次用酒炒桑枝或鲜桑枝为引。用桑枝为引,缘其入肝经,肝主筋。慈禧之肩臂手指痠沉、筋脉强痛、屈伸不利等,总与肝经有关,为阴血不足、经络不畅所致。桑枝祛风湿、通经络、利关节,尤善走上肢。故慈禧此时病证以桑枝为药引,十分适宜。

(2)佐助疗效:清宫医案药引的作用,除引经和直达病所的作用之外,还用于增强原方疗效,或对原方主治起辅助的作用。如更衣散由朱砂、芦荟两药组成,主治肠道热结伤津、心烦便秘之症。清宫医案载：嘉庆二十四年六月十七日，二阿哥福晋脉息沉弦。原系里热不清，复受暑热，以致抽搐搦闭，神志不清，自汗腹痛，服清暑定风汤，诸症微减，惟里滞不行。御医议用滋阴润燥汤调理，引用更衣散一钱，灯心草一束。里热未清，复受暑热，外热助内热之势，以致内热炽燔，蒙蔽清窍，神昏抽搐。里滞未清，恐阳明燥结，故御医用滋阴润燥、通腑泻热法治之，以冀腑通热解。更衣散泻热通腑、清心安神。以此为引，既可助泻热通腑，还可和灯心草一起清解心经邪火，以治热扰心窍的神昏不清。

木瓜酒由木瓜、栀子、玉竹、当归、羌活、陈皮、五加皮、川芎、川牛膝、秦艽、红花、桑寄生、千年健、独活等药物加高粱酒泡制而成，功效祛风散寒、除湿定痛。清宫医案载某年九月十二日，珍妃脉息浮数，系湿热下注，痛风之症，以致腰膝肿痛，发热恶寒，夜不得卧。御医用除湿拈痛汤一帖调理，引用木瓜酒一盅。珍妃湿热下注，痹阻经络，营卫失和，以致腰膝肿痛、发热恶寒，御医治用除湿拈痛汤以祛风胜湿、活血通络，当属对证；木瓜酒能祛风散寒、除湿定痛、宣通经络，用之为引，借其通络宣通之力，以助诸药祛风胜湿。盖湿为阴邪，黏着胶滞，阳气宣通，才始得化。元明粉在明代以前称为玄明粉，清代宫廷中为避康熙皇帝玄烨之讳，将"玄"改作"元"。本品由芒硝同甘草同煎后，鼎罐升煅而成，味辛苦咸而性寒，入胃、大肠二经，功能泻热润燥、化痰软坚，做药引用量一般为2g~6g。清宫医案载嘉庆年间三阿哥原系停滞受凉瘟疹之症，用药调治，诸症俱好，惟咳嗽有痰，大便未行。御医议用宁嗽润燥汤，引用玄明粉二钱冲服，助诸药稀释痰涎、清利大肠，获得较好效果。

（3）顾胃矫味：一些中药易刺激胃肠道使消化吸收功能下降或出现胃肠道反应，加药引以保护脾胃，同时矫味，亦为清宫医案药引作用的一个方面。陈仓米又名陈廪米、老米,系籼、粳稻之囤积仓廪陈久者,甘淡而性平,气味俱薄,功能调中益气、开胃消食、涩肠止利。做药引常用量为 1.5g~15g。清道光朝和嫔,腰腿痠疼,腹胀坠痛,微见白痢,脉息弦滑。此属湿浊内滞,御医用调中导滞汤加减,同时引用陈仓米三钱,顾护胃气,健脾化湿,开胃消食,助全方止痢。蜂蜜,亦称石饴,为蜜蜂科昆虫中华蜜蜂等所酿的蜜糖,味甘、性平,无毒,归心、脾、肺、大肠四经,功能补中润燥、止痛解毒,做药引用量半至一茶匙。清道光朝珍嫔,系湿热下注痛风之症,两腿周身流痛不定,发热恶寒,夜不得寐。用药调治以来,症势时缓时复。服万灵丹,肿势微消,惟滞热过盛,脉息浮数。御医用清热润燥汤加减,引用红蜜一茶匙,以助诸药解毒止痛,顾护脾胃,调中养脾。饴糖又名胶饴,北方人称之为饧,为米、大麦、小麦、粟或玉蜀黍等粮食经发酵糖化制成的糖类食品。本品味甘性温无毒,归胃、脾、肺三经,功能缓中补虚、生津润燥,兼可矫味,做药引用量每次三茶匙。清宫医案中,其用途主要为缓中止痛。清嘉庆朝华妃,系暑湿寒凝之症,服药以来,少腹牵引两胁疼痛及呕恶肢冷诸症渐减,惟气软肢痠,脉息弦滑,此系湿饮未净。御医用益气建中汤调理,引用饴糖三茶匙,助诸药补气调中,缓急止痛兼矫味。

2. 清宫医案药引特点

清代宫廷医案药引应用,突破了以往"一方一引"的框架,有"一方多引""多中成药引"以及分科药引等多种形式。

(1)异方同引、功效各异:清代宫廷医案中药引应用丰富,同一味药引经常出现在不同医案方剂中,但功效各异。如一捻金,又名小儿一捻金,首见于明代龚信《古今医鉴》,清代《医宗金鉴》补入了剂量,在宫廷广泛使用,并常用作药引。一捻金组成为:

"大黄、槟榔、黑牵牛子、白牵牛子、人参各等份,为细末,每服一字(约 1.5~2g),蜜水调下。"清宫医案中,一捻金做药引的用量是0.7g~5g,其用途有以下四个方面:①化痰通腑。道光朝四阿哥,原系夹惊外感之症,用药调治,惊气外感已解,喉内有滞热生痰,以致痰鸣气促,唇干。御医先用抱龙丸一粒,薄荷汤化服。仍用清热化滞汤加减,引用一捻金二分,助诸药逐痰清热、通腑宽肠。②理气止痛。道光朝四福晋,原系寒暑郁结,腹胁作痛。昨服清暑化饮汤,暑气渐清,惟饮滞过盛,胁肋尚觉胀痛,脉息弦滑。御医用调中化饮汤调理,引用一捻金一钱五分冲服,助诸药行气调肝、消食止痛。③消积导滞。慈禧皇太后,气道欠畅,胃有宿滞,眼目发眩,时作嘈杂,左关沉弦稍数,右关沉滑有力。御医用调气化滞法调理,引用一捻金一钱二分后煎,助诸药清肝经湿热、导胃间积滞。④扶正祛邪。清同治皇帝载淳,原系因病致弱,气不化饮之症,今忽然气道梗阻,有似厥闭之象,脉息弦软而虚,病势危重。御医用助气化饮汤调理,引用一捻金六分冲服,助诸药开闭豁痰,祛邪匡正。

(2)异病同引、炮制各异:历代药引的重要特征之一是药物易得、取材方便。清代宫廷医案中,生姜是取材最广泛的药引之一。清宫运用生姜作为药引的灵活性表现为病情不同,入方炮制的方法亦不同。姜作为药引应用最多为生姜,其次为煨姜、姜皮。生姜味辛、气微温,走而不守,入足阳明胃、足太阴脾、手太阴肺、足厥阴肝四经。宫廷医案取其做药引,用量多为 1~3 片。乾隆朝惇妃曾外受风凉,症见头痛身痠,恶心畏寒,御医投疏解正气汤加减,取生姜二片为引,入肺胃以散寒降逆。生姜皮,性味归经皆同生姜,清宫医案药引用之,取其以皮走脾之意,重在治疗脾虚浮肿、泄泻等。清康熙四十九年六月,理藩院右侍郎荐良,患脾肺虚寒喘胀之症,以致气喘自汗,胸胁胀满,难以仰卧,面目四肢浮肿,大便不实,六脉绝至不现。御医投加减实脾饮温阳健脾、行气利水,引用姜皮三片,引药入脾,散寒行水,以平喘胀;煨姜,系将生姜用纸六七层包裹,水中浸透,置火灰中煨至纸色焦黄,去纸用。本品无干姜之燥,无生姜之散。康熙正黄旗大臣颇尔盆患痔漏透破后,流脓碗许,渐至元气大虚,大便溏泻,恶心口渴,不思饮食,病势危重。御医投加味扶元益胃汤补气健脾,引用煨姜三片,以和中止呕,顾护胃气。

（3）科属不同、药引各异:清宫医案中运用药引的灵活性还表现于各科药引各具特色,其中妇科多用老酒、童便或益母草;儿科多用灯心草、淡竹叶;痘疹多用芫荽。如清道光朝祥妃,恶露停滞,兼受暑热,用药调治,诸症俱好,惟恶露未净,脉息弦滑。御医议用九味生化汤祛瘀生新,引用老酒一匙,以助宣和血脉、开郁结、逐恶露。童便味咸性凉,归心、肺、肝、肾四经,功能滋阴降火、止血消瘀,做药引用量二茶匙至一杯。清宫医案中,童便多用于妇科止血消瘀。如道光朝静妃,原系妊娠四个月,湿热伤荣,半产之症。服芎归汤,恶露畅行,肚腹疼痛稍止,唯有时头晕恶心,气怯身软,脉息滑缓。此由血虚、湿热上冲所致。御医用芎归养荣汤清热养血,引用童便一小盅兑服,以助诸药祛瘀生新而止血。胡荽又名芫荽或香菜,为伞形科植物芫荽的带根全草。本品辛温香窜,入脾、胃、肺、大肠诸经,功能发汗透疹、消食下气,做药引用量1~2棵。清宫医案中,用于疏风透疹。乾隆朝循嫔,原系肝胃不和,外受风凉,服药表凉已解,惟荣分湿热未净,以致头面周身出红点子,作痒,脉息浮缓。御医用疏清饮清热祛风调理,引用芫荽一棵、生姜二片,以芫荽引诸药外达皮肤、疏风发汗、透疹止痒。

（4）针对病证、一方多引:"一方多引",是清宫医案中药引应用的一大特点,多至五味药引或六味药引同用,或以中成药为引,开辟了一方多个引药的先河。

1) 两味药引:清代宫廷医案中两味药引同用相当多见,不仅涉及的中药种类和具体药物相当多,而且两药之间的配伍也有十分丰富的内容。这种两味药引,在某种意义上具有"对药"(又称"药对")的特点:两药之间协调配合,或相辅相成,或相反相成。但其两味药引又不完全同于一般意义上的对药,它们毕竟在方中起"引经报使"作用,辅助于全方的整体功效。如清代光绪三十四年六月二十四日,光绪皇帝鼻管欠利,涕嚏,头晕发闷,喉觉味咸,食物少味,寤寐少安,牵引诸恙,耳窍鸣响,腰胯痠痛,足跟疼复作,咳嗽无痰。御医陈秉钧诊其脉左部细弦,右寸关两部弦而浮,仍带滑象,证属外受新凉,内郁痰湿。治以和表调中、肃降之法调理,引用枇杷叶三张、红枣三枚。此两味药引,均入脾、胃二经,相伍为药引,既能补中和胃、益气养血,又可清肝化痰、下气而止燥咳,在本方中也有标本兼顾的作用。

2) 三味药引:清代宫廷医方三味中药作药引也并不少见,如焦三仙即相当常用。一般三味药之间配伍协调,多突出重点,使"引经报使"的目标明确,以加强全方的功效。对于复杂的病情,由于涉及脏腑较多,用三味或更多味药引,有利于切合复杂病机。如清代光绪十四年六月初八日,端康皇贵妃头晕肢倦,口渴引饮,御医赵文魁诊其脉左寸关弦而近数,右寸关浮滑,证属内蓄饮热,外感暑邪,以清暑调中化饮之法调理,引用滑石、灯心草、淡竹叶水煎诸药。此三味药引,清热解暑、利水祛湿,为清暑化饮方之重要组成部分,亦为治疗暑热蓄饮证不可或缺的药物。

3) 四味药引:四味药引,清宫医案中亦非鲜见。作为药引的四味药之间,多属配伍协调,归经或功效作用各有侧重。由于药

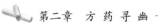

引的药味较多,除了有其侧重点之外,多还可兼顾病情的其他方面。清宫中医方的四味药引,大部分侧重于消食或补益,其他方面相对较少。如清代光绪某年七月初六日,珍妃原患舌强不语症,经治渐轻而未能如常,头晕微疼,谷食不香,身肢痠痛,两肋胀满,大关防仍有白滞,恐作痢疾。脉象左寸关沉弦稍数,右寸关滑数。御医王继曾、冯盛化认为属浮火未退,气滞痰饮化而未净,以理脾舒肺化痰汤佐清热之法调理,引用甘菊花二钱、焦三仙各二钱。此四味药引,以焦三仙入脾、胃经,和胃消食,而治其"谷食不香";菊花入肝经,善清头目,而针对"头晕微疼"。可见多味药引有引归多经、多种药用相互补充的作用。

4)五味及以上药引:五味、六味药作为药引,可能只有在清代宫廷医案中的几则病例中才可见到,这几则病例均见于清光绪皇帝临终之年的医案。光绪病入膏肓,五脏虚损,本虚标实,病证十分复杂。多味药引可能照顾到病损的各个脏腑及病情的多个方面。清宫医案记载光绪皇帝曾数日间梦泄两次,耳内蒙响堵闷,食物运迟,大便不匀,口渴心烦,左脉三部细涩,右脉三部俱见微浮带数。御医诊后以固摄肾元兼平肝、养心、益气和阴为法调理,引用淡菜三枚,莲子七粒,灯心草五寸,炒麦芽、炒谷芽各二钱,另煎潞党参三钱(冲服)。此六味药引,多味甘、性平,入脾经者最多,兼有入肺、肾、心、肝、胃、小肠等经,有健脾、益肾、养心、开胃、补肺、益气等功效,药引涉及多个脏腑,照顾病情全面。

除此之外,清宫医案中还大量使用中成药作为药引,如六一散、益元散、太乙紫金锭、玉骨散、当归龙荟丸、平安丸、失笑散等等,使用药引的方法很具特色,实为少见。

3. 清宫医案药引应用对现代临床用药的启示

中药药引是中医临床遣方用药的重要组成部分,在中医临床治疗疾病的过程中具有重要作用。清宫医案中药引应用的药材包括草木、果实、谷食、菜蔬、贝壳及金属等，其应用的方式有单味、两味及多味等，更有应用中成药乃至各类贵重药为药引者。

现代中医临床对于中药药引的应用有逐渐忽视的趋势，应引起注意。药引的正确应用对引药入经直达病所、提高临床疗效、照顾兼证、调和药性、降低毒性、矫正药味和便于服用等，皆具有重要作用。此外，药引的合理使用还可以扩大中成药的应用范围。由于中成药处方固定，在较大程度上难以适应中医临床辨证治疗的需求，如果中医临床辨证应用时灵活变化与药引同用，则可达到辨证加减治疗的目的。如清热开窍的著名成药安宫牛黄丸，虽疗效卓著，但临床应用仅限于神昏谵语属热邪内陷心包、痰热闭阻者，对于病情复杂、正气虚弱之人，多不相宜。此时若以人参为引，煎汤取汁化服，既能补气扶正，又可借人参益气养心之效，增加芳香清热开窍药的作用，对恢复神明、扶正祛邪很有价值。对于脉实有力之人，可用金银花、薄荷为引煎汤化服，以增强清热透解之效。对兼有大便秘结者，可用生大黄为引煎汤化服，既可通泻大便，又可增强清热开窍之功。今后我们应系统总结中药药引临床应用的经验，特别是现代中医临床中成药与药引的灵活配伍应用。相信随着中药药引应用经验的逐渐积累和临床研究的不断深入，中医药复方配伍中药引的应用会在中医临床辨证遣方用药治疗疾病的整体面上，凸显出更高的价值。

五、三七粉冲服治疗消化性溃疡

三七，《本草纲目》言其善"止血散血定痛"；《医学衷中参西录》载其能祛腐生新、治痢疾下血、肠中腐烂、渐成溃疡。三七用于治疗消化性溃疡，临床多用粉剂随其他药物的水煎液冲服。偏热证者,基本方为:黄连、桑叶、仙人头、蒲公英、三七粉冲服;偏寒证者,基本方为:桂枝、白芍、砂仁、三七粉冲服。胃溃疡两方皆加生姜,十二指肠溃疡两方皆加干姜。在此基础上,根据患者夹痰、夹湿、气滞、血瘀、阴虚、气虚等的不同,辨证组方加减用药,多可取得迅速止痛、缓解临床症状的疗效。

三七味甘而微苦、性温。味甘能守,调和中气;味苦能降,顺应胃气以降为和的特性。消化道溃疡多病程较长,反复发作,其基本病机为气机升降失调、痰湿瘀互结、蕴而局部化热酿毒、腐肌伤肉,病理观察主要病理改变有炎症渗出、粒细胞浸润、肉芽组织生成等。三七祛瘀生新、散结止痛之用,伍于其他调理脾胃方药之中,以使瘀祛结散、腐祛新生、抑制炎症渗出,促进组织创面修复,有利于消化性溃疡的痊愈。

验案举隅

赵某,男,35岁。患者于1995年3月在山东某医院行钡餐透视,诊断为"十二指肠溃疡",多方求治效果不佳,遂来京医治。1995年5月就诊见症:上腹部疼痛、夜间尤甚、大便稍溏、舌暗体胖、苔稍腻、脉沉弦,证属寒湿内阻、气滞血瘀、蕴而化热。处方:桂枝、白芍、砂仁、干姜、三七粉(冲服)、焦白术、半夏、黄连、茯苓、生甘草。水煎服每日1剂,分两次分服,服药5剂,疼痛消失。上方加紫苏梗、薏苡仁,隔日1剂,以善其后。半年后随访,疼痛未再发作,钡餐透视龛影消失。

六、苦参妙用治疗口腔和皮肤病

苦参,始载于《神农本草经》,味大苦性寒,有秽臭之味,其苦寒清热燥湿、化浊解毒之用,远大于黄连,非其他药物可以代替,但脾胃弱者难以煎汤口服,限制了其临床应用。

《本草正义》谓苦参"大苦大寒,可退热泄降,荡涤湿火,其功效与芩、连、龙胆皆相近,而苦参之苦愈甚,其燥尤烈,故能杀湿热所生之虫。"《药性论》谓其"治热毒风,皮肌烦燥生疮,赤癞眉脱。"《滇南本草》谓其"解热毒,疥癞,脓窠疮毒。疗皮肤瘙痒,血风癣疮,顽皮白屑,肠风下血。"以上皆从不同侧面描述了苦参的药性和作用特点,至今对临床应用仍有较好的指导意义。笔者针对苦参性味难以口服之弊,根据不同的病证配伍不同药物加减组方,采用浓煎漱口和外用方法,治疗郁热、湿热、胃火所致的口腔病,湿热所致的皮肤湿疹,湿热秽毒所致的人乳头瘤病毒(HPV)感染等,皆显示有较好的效用。

1. 牙痛和牙龈肿痛

无论阳明实热,还是脾胃郁热的牙痛和牙龈肿痛,皆可应用苦参、细辛、野菊花、薄荷组方治疗。阳明实热者,加石膏;大便秘结者,加生大黄;脾胃素虚、郁而化热、舌体淡胖者,加高良姜、荜茇;牙龈肿胀、甚或化脓者,加白芷、乳香;口舌溃疡者,加苍术、升麻(升麻可重用至 20g~30g)。浓煎频频漱口。笔者用以上述方法加减临床应用近 30 年,鲜有不效者,许多情况下优于口服抗生素。患者只要没有明显的感染发热症状和相应的理化指标改变,即可单用这一方法治疗。

2. 口腔扁平苔藓

笔者 2018 年曾以苦参为主治疗丘疹型扁平苔藓一例,患者两颊黏膜弥漫白色小丘疹、部分融合,左侧为主,疼痛妨碍张口进食,用激素治疗 2 年余,病情反复难愈。舌苔垢腻,脉濡而稍滑。辨证为脾胃湿热、上蒸口腔,内服药用三仁汤合平胃散加减以化湿清热,同时用苦参、藿香、薄荷、陈皮浓煎漱口祛浊化湿、解毒,每日漱口次数不限,坚持治疗 2 个月余,口腔扁平苔藓消失。后坚持单用漱口方治疗半年多,病情未再反复。2019 年治疗一例心衰伴口腔扁平苔藓患者,在内服药物治疗心衰的基础上,仍用上方漱口,治疗两月余,扁平苔藓消失。脾胃主受纳运化水谷,开窍于口,易感湿热秽浊之气。湿热秽浊上蒸凝聚于口腔黏膜,故发生扁平苔藓之患。苦参苦燥之性善清阳明郁热、燥化脾胃秽浊;藿香、薄荷、陈皮芳香祛湿化浊解毒。全方浓煎漱口,散解局部湿浊郁毒,故用于治疗扁平苔藓可获得较好疗效。

3. 皮肤顽固性湿疹、局限性神经性皮炎

笔者常以苦参为主外洗治疗顽固性湿疹、神经性皮炎,基本方为苦参、川椒目、枯矾、蛇床子、白鲜皮。方中苦参可用至 60g 左右。全方浓煎外洗皮肤局部燥湿祛秽解毒,晾干后用大黄、黄柏、甘油浸膏外用,润泽皮肤、防治皲裂,又可化湿解毒。两者外洗和外涂结合,多可获得较好效果。头部神经性皮炎不适合油类浸膏外用者,可在用清水冲洗干净头部后,再用此方加侧柏叶一起浓煎,取液外洗,而后晾干即可,既有较好的去癣止痒的作用,还可防止皮癣导致的脱发。

4. 人乳头瘤病毒感染和阴道炎

HPV 感染和子宫颈癌的发生密切相关,近年来引起医学界普遍的重视,但目前仍缺少十分理想的治疗方法,许多患者不得不进行手术旋切宫颈治疗。笔者曾以苦参为主,配伍薏苡仁、白花蛇舌草、败酱草、陈皮浓煎,无菌棉球外浸制成栓剂外用,治疗 3 例 HPV 感染的患者,每晚 1 次,治疗 2~3 个月后复查,皆获得阴转。此外,用此种方法治疗阴道炎赤白带下,亦有较好作用。

5. 此外,以苦参为主,配伍其他燥湿止痒药外用熏洗治疗肛门周围湿疹,配伍枯矾、秦艽、防风、三七治疗痔疮出血,配伍赤

芍、红藤、大黄、三七等治疗皮肤溃疡等,皆有较好的作用。

总之,苦参苦寒燥湿、化浊辟秽解毒之性,可用于治疗湿浊、秽浊化热酿毒所致的多种疾病。只是本药气味浓烈而秽臭,大多数患者难以接受口服,即使漱口,亦有部分患者反映其口味难以接受。因此,恰当利用苦参性味的偏性外用,不失为应用本药临床治疗相关疾病的一种有效方法。

七、活血化瘀药治疗内科疾病的要点

瘀血既是临床内科疾病最为常见的病因和病理产物,也是导致疾病进展与恶化的主要原因。因此,活血化瘀、调和血脉,使气血恢复冲和之性,是临床内科疾病治疗的关键环节。但如何根据病证的寒热虚实,结合气血的互生互化关系,合理运用活血化瘀方药,仍是临床内科疾病治疗的关键问题。

运用中药四气五味的阴阳属性调理疾病阴阳的偏盛偏衰,始终注意朝向机体的阴阳动态平衡,即阴平阳秘,是中医治疗疾病的核心所在。因此,活血化瘀中药的阴阳属性,也是临床内科疾病治疗应用必须重视的重要方面。

1. 注重活血化瘀药寒热属性

传统中医有"血脉遇寒则凝、遇温则行"之说。因此,许多临床内科血瘀病证的治疗,多应用偏于温通的活血药。如活血化瘀治疗冠心病,因心主血脉,血脉以和为顺,为避免寒遏血脉,多用性偏温通的活血化瘀药如川芎、当归、红花、桂枝等,以使血脉调和、阳气宣通,即使对不稳定型心绞痛血脉瘀滞或血瘀痰浊互结蕴而化热酿毒者,用药亦不能单纯苦寒清热解毒,应于冠心Ⅱ号方、血府逐瘀汤、瓜蒌薤白半夏汤等化痰活血方中稍佐黄连、金银花清透瘀毒。再如治疗脾胃阳虚的消化性溃疡、慢性胃炎等,阳虚气血瘀滞、蕴而化热,症见胃脘疼痛、得热则舒、烧心反酸,治疗应于温阳健脾、活血止痛的基础上,清解局部瘀热,但用药不可过于寒凉,以免遏滞脾胃阳气,使寒遏血脉而瘀结难解,病情缠绵难愈。临床可用温阳健脾结合偏于温性的活血药配伍,方用理中汤、良附丸加桂枝、川芎、红花等。在此基础上,加黄连、连翘清解郁热,一般不用生地黄、郁金、白芍、红藤、虎杖等凉血活血药,即使应用,亦多伍于温通药中,以免寒遏血脉。

虽然血脉"遇温则行、遇寒则凝",但温热太过,不仅可迫血妄行,导致皮下出血、瘀点瘀斑,甚至内脏出血等,还可煎熬津液,使热与血结,加重血脉瘀滞。除温热病外,临床内科疾病如胆囊炎、急性肝炎、风湿热、肺部感染等也有瘀热互结者,治疗应以凉血活血药为主。如急性胆囊炎黄疸,治疗以茵陈蒿汤等清热利胆方药为主,配伍丹参、赤芍、郁金等凉血活血,使血活湿热易清,以助黄疸消退;肝硬化早期患者,瘀热阻滞肝脏经脉,常用丹参、赤芍、红藤、郁金等凉血活血药,不用辛温而燥的川芎、红花、苏木等温通活血药,以免耗血动血。其他如急性肾小球肾炎、狼疮性肾炎、过敏性紫癜性肾炎、病毒性心肌炎等,也多应在辨证治疗的基础上结合凉血活血药治疗。

在内科慢性疾病演变过程中,多可出现寒热互结、阴阳兼损的病机,此时治疗应偏凉和偏温活血药并用。如慢性病毒性肝炎,湿热毒邪潜伏于营血,伤阴耗气、痰瘀互结,治疗应益气养阴、活血散血、凉血解毒,用药如熟大黄、紫花地丁、丹参、金银花、败酱草、板蓝根等,在此基础上适当配伍偏于温散的活血药如红花、片姜黄、焦山楂等。病程日久不愈,患者常见气损阳伤兼有湿热毒邪寒化,病证以阳虚血瘀为主,但湿热、瘀热仍留滞于肝经血脉,此时治疗当补气温阳化湿为主,佐以清解肝经瘀热,不可一味温阳化湿,以免窃伤肝阴。活血化瘀药可寒温并用,选用红花、当归尾与赤芍、丹参等配伍。病毒性心肌炎热毒伏于心脉血分、阴分,与瘀血互结,难清难化,可用凉血活血散血药和清热解毒药相合,如赤芍、丹参、红藤、地骨皮与金银花、紫花地丁、连翘、板蓝根等配伍。但因心主血脉,用药不宜过寒,应于凉血活血药中佐以温通活血药,如红花、川芎、焦山楂、当归等,以利于血脉调和。

此外,内科疾病偏寒偏温活血化瘀药的选择应用,除注意疾病的寒热虚实外,还应注意脏腑的特点:如心为火脏,主血脉运行,心脏血瘀相关疾病治疗一般多用偏于温通的活血化瘀药;肝肾血脉瘀滞,因肝主藏血、肾主藏精,肝肾血瘀相关疾病一般多选用偏于性凉的活血化瘀药;胃为多气多血之腑,易于蕴热化热,胃腑血瘀,多选用偏凉的活血化瘀药;脾主运化,喜温恶寒,脾脏血瘀多用偏温的活血化瘀药。可见,脏腑的阴阳属性和活血化瘀药的选择应用亦密切相关。

2. 注重活血化瘀药归经和作用部位

不同活血化瘀药有不同的归经和作用部位,临床应注意区别应用。血瘀在肝者,用延胡索、片姜黄、赤芍等;在心者,用丹参、红花、川芎等;在脾胃者,用三七、莪术、降香等。除归经外,活血化瘀药物作用的部位也有不同,临床亦应注意。血瘀病变部位在上者,选川芎、片姜黄;在下者,选川牛膝、苏木、刘寄奴;在中者,选赤芍、桃仁、红花等。再者,临床应逆其病势用药,此也适用于活血化瘀药的选择,如围绝经期综合征、甲状腺功能亢进、高血压病等证见肝阳上亢兼有血瘀者,多应在辨证治疗方药中配伍引血下行的活血化瘀药,如川牛膝、赤芍、益母草等,以引血下行,使上亢之阳易潜易平。此类疾病即使没有血瘀症状,亦可稍加引血下行药。

除活血化瘀药本身的归经外,亦可通过与其他药物的配伍提高不同血瘀病位治疗的针对性,王清任的五个逐瘀汤即是这方面药物配伍的代表,五个逐瘀汤中都有桃仁、红花、赤芍、川芎、当归等活血化瘀药,寒温并用、活血通脉。在此基础上,血府逐瘀汤加柴胡、桔梗、枳壳引药至胸,加川牛膝引血下行;通窍活血汤加麝香、老葱引药至头顶;膈下逐瘀汤加香附、乌药引至膈下、胸胁;少腹逐瘀汤加小茴香、乌药、肉桂引药至少腹;身痛逐瘀汤加秦艽、羌活引药至肢体经络。以上配伍皆提高了不同病位血瘀病证使用药物治疗时的针对性。

3. 注重活血化瘀药的"药病相应"

临床内科许多疾病在其发生发展的某个阶段并未表现出血瘀症状和舌脉征象,但针对疾病潜在的病理变化,适当应用活血化瘀药,往往能提高临床疗效。如病毒性心肌炎心肌组织的炎症、水肿及纤维结缔组织增生,雷诺现象的反复动脉痉挛及后期的动脉内膜增厚、管腔狭窄、血栓形成,肾脏疾病的肾小球弥漫性增生、纤维化改变,肾盂肾盏的炎性增生、斑痕狭窄、肾实质纤维化等,皆和现代中医认识的血瘀有相似之处,但上述疾病的相对稳定和潜伏阶段皆可能没有明显的血瘀表征。临床治疗可根据辨病,注重"药病对应",在辨证治疗的基础上结合活血化瘀药治疗。

再如慢性心功能不全,在心功能的代偿阶段,临床可没有任何血瘀症状,在整体辨证治疗的基础上结合丹参、川芎、益母草、泽兰、赤芍等活血利水,多有助于稳定或缓解疾病的进展。再如慢性肝硬化的缓解期,可结合莪术、赤芍、片姜黄等活血通络;慢性肾小球肾炎尿血,可选用茜草、丹参、赤小豆、白茅根等活血止血利水,亦有助于改善病情。

此外,慢性消化性溃疡病,因肝胆气机疏达与否直接影响脾胃的功能,肝气不舒、肝气上逆均可导致脾胃气机阻滞而发生胃脘疼痛,所以临床治疗常用疏肝调脾方药治疗,如四逆散、柴胡疏肝散等。但气血相因、血以载气,血脉条畅,有助于肝气的调达。因此,即使临床没有血瘀表征,亦可适当佐以活血通络药,如川芎、丹参、旋覆花、当归尾等,既不伤正,又可助气血双调,此也为活血化瘀药应用"药病对应"的一个方面。

4. 注重活血化瘀药作用强度

国医大师陈可冀院士等在传统活血化瘀文献研究的基础上,根据活血化瘀的作用强度不同将活血化瘀药分为三类,即和血类(丹参、当归、赤芍、鸡血藤等)、活血类(川芎、延胡索、蒲黄、三七等)、破血类(水蛭、三棱、莪术等),对临床治疗内科血瘀病证有重要的指导价值。疾病的血瘀程度和在脉在络的不同,活血化瘀药的选择也有所不同。某些疾病血瘀程度重,迁延日久、滞脉阻络、成癥成积,应选用破血逐瘀药,如慢性肝硬化或肝硬化腹水。肝硬化的血脉瘀滞不同于一般的血脉不和,其瘀血盘结日久,非破血逐瘀通络药不能活其瘀阻的血络,故临床常用地龙、醋莪术、桃仁、赤芍、土鳖虫等活血通络散结。肝硬化发展为肝硬化腹水,病机为在瘀血癥积的基础上存在"血不利则为水"的病机,此时单纯活血化瘀药往往难以获得理想效果。若患者正气不虚,可在辨证治疗的基础上选用虫类药物搜络活血散结,如地龙、水蛭、土鳖虫等,在此基础上加益母草、泽兰、赤芍、赤小豆、玉米须活血利水消肿;若兼有正气亏虚,可在黄芪、人参、党参等益气扶正的基础上,配伍搜络活血散结药。

临床也有许多疾病,虽有明显的血瘀症状,但不宜选择药性峻烈的活血化瘀药,以免耗气伤正。如消化性溃疡病治疗,因脾胃为气血生化之源，一般不用三棱、莪术、土鳖虫、水蛭等破血之品，以免损伤脾胃、耗气伤血，常选用具有和血活血的丹参、三七、玫瑰花等，且以小量为佳。即使消化道溃疡活动期瘀血症状较为明显，须用大黄、桃仁、赤芍者，亦以小量为宜；再如过敏性紫癜性肾炎、狼疮性肾炎等，活血化瘀应以凉血和血为主，一般不用温散或破血逐瘀药，以免动血散血，加重出血。

疾病不同的发展阶段，瘀血程度多有明显的不同，药物的应用需适应病情的变化。如冠心病稳定型心绞痛，血瘀症状轻，胸痛不重、舌质紫暗不甚者，可选用丹参、川芎、郁金、赤芍、红花等行血活血；病情重，疼痛剧烈，舌质紫暗、瘀斑瘀点，脉沉弦而涩者，则可选用莪术、水蛭等活血破血药以散结通络、活血止痛。

此外，现代临床许多心脑血管病如冠心病、心房颤动（简称：房颤）、缺血性卒中等，皆需常规应用抗血小板和抗凝药，如阿司匹林、硫酸氢氯吡格雷、替格瑞洛、利伐沙班、达比加群酯、华法林等。若临床联合应用活血化瘀中药治疗，一般选用三七、丹参、赤芍、川芎、蒺藜、银杏等，尤其是三七，既可活血，又可止血，不会增加出血的风险，不宜选用破血散结的活血药如莪术、三棱、水蛭等。临床见到不少患者，尤其是心房颤动应用抗凝药的患者，应用破血散结药会增加出血的风险，即使舌质紫暗、瘀斑瘀点等血瘀表征较重，亦应注意。

5. 注重活血化瘀药的用量

临床内科许多疾病，血脉瘀滞表征较重，如急性冠脉综合征、肢体严重动脉粥样硬化狭窄等，患者表现为胸部疼痛和肢体疼痛剧烈，舌质紫暗、瘀点瘀斑，临床应加重活血化瘀药用量，丹参、赤芍、川芎、郁金、川牛膝等皆可用至 20g 以上，甚至适当应用破血散瘀、通络止痛药如土鳖虫、莪术、水蛭、地龙等加强活血止痛的作用。若患者病情稳定,舌质紫暗等血瘀表征较轻者,一般用养血活血的丹参、当归和活血化瘀赤芍、红花、川芎等即可。

对于冠心病长期病情稳定患者,或中风恢复期或后遗症期患者,活血化瘀药的应用不宜量大,因为此时患者的病情多已稳定,血栓已机化或纤维化,重用活血化瘀药对已经纤维化的血栓难以获得通利血脉的效果,应在辨证的基础上,适当加通络活血化瘀药,如地龙、鸡血藤、蒺藜等,缓缓图之,以求脉络调和,促进患者病情缓解。

此外,针对不同疾病和不同病情,活血化瘀药的用量一般也有所不同。气虚、阳虚血瘀者,应在大剂量益气温阳的基础上,配伍小剂量的活血化瘀通络药。王清任治疗半身元气虚、血脉无气、半身肢体不遂的补阳还五汤用大剂量的黄芪配伍小剂量的活血化瘀药即是样例。正气不虚,血脉瘀滞或气滞血瘀者,应在重用活血化瘀药的基础上,配伍小量疏达气机药,如香附、枳壳、降香等,以奏气行血行之效。此时,切莫重用理气行气药,以免散气耗气,反致气虚血脉难行。

6. 注重应用活血化瘀药的持续性

"久病皆瘀""顽病多瘀""老年多瘀"。瘀血既是许多疑难病和老年病必然的病理产物,也是其发生、发展与恶化的原因。应用活血化瘀方药治疗大多数慢性病的目的在于缓解病情、减缓疾病的发展,临床较难或不可能完全祛除血瘀。因此,活血化瘀多应长期应用,甚至贯穿于许多慢性疾病整个发生发展过程的始终。临床除缺血性心脑血管病外,其他如特发性肺纤维化、慢性肝硬化、慢性肾炎、慢性肾功能衰竭,以及其他一些老年性疾病等,无论辨证治疗是采用补阳益气、滋阴补血、温阳补肾,还是疏肝理气、健脾化湿、平肝潜阳之法,均应在辨证治疗基础上适当配伍活血化瘀药,如丹参、赤芍、丹皮、郁金、川芎、红花等,对延缓病情发展和保护相应靶器官损害有一定作用。但也不是所有慢性疾病皆需要以活血化瘀药为主或配伍活血化瘀治疗,如原发性肾小球肾病,病理上多属微小病变型,多无凝血障碍,除非有明显的血瘀症状,一般不用活血化瘀药;慢性出血性或贫血性疾病,一般也不用活血化瘀药。过用或滥用活血化瘀药,反而有耗血伤阴之弊。

7. 注重活血化瘀药应用的同时温养血脉

《素问·脉要精微论》云:"夫脉者,血之府也。"《灵枢·决气》云:"壅遏营气,令无所避,是谓脉。"故脉的功能,一是约束营血,不致外溢;二是调畅血液在脉中正常运行;三是通过对血液的"藏泻",调节脏腑器官在不同时间、不同环境下的血液充盈程度。临床内科血脉瘀滞相关疾病,不仅要活其血,也要和其脉,使脉道通利。传统中医认为瘀血多属污血、浊血,此基本属于血液成分的改变,对"血脉"中"脉"的异常和脉在血瘀形成中的作用论述相对较少。其实,血瘀的形成和"脉"亦密切相关。

正常"脉"的特点为"柔顺""通利""弛张有度"。"脉"的异常因致病原因和素体虚实不同,可表现为"短绌""缩踡""枯涸""僵硬""糜烂"等,基本病机则在于"失其温养""失其荣养"和"毒邪腐肌伤脉"等。因此,从"脉"调理血液运行,也应注意以下几个方面:

(1)温养血脉:《素问·举痛论》云:"寒气客于脉外则脉寒,脉寒则缩踡,缩踡则脉绌急,绌急则外引小络,故卒然而痛,得灵则痛立止;因重中于寒,则痛久矣。"又云:"经脉流行不止、环周不休,寒气入经而稽迟,泣而不行,客于脉外则血少,客于脉中则气不通,故卒然而痛。"可见,寒邪伤及血脉,有客于脉外和入脉之分。客于脉外,直接影响的是"脉",而不是"血"的本身。导致的病理变化是脉的"缩蜷""绌急"和"外引小络",临床表现为"卒然而痛",治疗应"炅"之以使"痛"止。这里的"炅"即有温阳通脉之意。阳虚寒邪稽于脉外,疼痛急性发作,应当用芳香温通药急舒其脉而缓解疼痛。疼痛缓解后,轻者表现为四肢不温、恶寒怕冷、四肢麻木、胸部不适,天气寒冷或夜间凌晨加重,治疗用黄芪桂枝五物汤温阳和脉、调营通痹。本方用黄芪、桂枝益气温阳;白芍敛营,使阳气依附营阴行于脉中;大枣、生姜调和营卫。此和同样治疗肢体疼痛的身痛逐瘀汤明显不同。身痛逐瘀汤病在血瘀经络不通,故集诸多活血化瘀药如川芎、桃仁、红花、没药、当归、灵脂、地龙等活血止痛,少辅以秦艽、羌活祛风通络;黄芪桂枝五物汤病在阳虚脉寒,故重用益气温阳与敛营药配伍。血脉阴寒凝滞严重者,可表现为贴骨疽、脱疽、鹤膝风等,治疗用阳和汤温阳和脉、养血散寒。本方用姜炭、肉桂、麻黄、白芥子温阳散寒;鹿角胶、熟地黄温养血脉;同时使麻黄、肉桂等辛散温通药,依附于滋补阴精药通利血脉。

(2)荣养血脉:"血脉"之"脉"不仅需要阳气的温养,还需要阴精和血液的荣养。血脉枯涸、涩滞,血液运行亦为之不利。临床阴虚血瘀、血虚血瘀的患者,其发生血瘀的主要原因为血脉失其荣养,不能柔顺舒展。临床气血两虚、血脉失其荣养者,可用《医宗金鉴》圣愈汤加减,方用黄芪、人参大补宗气、心气,使肺朝百脉、心主血脉;四物汤荣养血脉。气阴两虚、血脉失其荣养,表现为血脉瘀滞者,可用芪参地黄汤加减,方用黄芪、人参补宗气、心气;六味地黄汤滋养肝肾之阴、荣养经脉。气阴两虚、血脉失其荣养,表现为心动悸、脉结代者,可用炙甘草汤加减,方用生地

93

黄、阿胶、麦冬、火麻仁滋阴养血荣脉,人参、炙甘草补气主血脉运行。在此基础上,加桂枝、白酒温通血脉阳气,生姜、大枣调和营卫。

8. 注重活血化瘀药应用的同时清化邪毒

"毒"邪导致血脉疾病常有如下特点:①多依附于有形病邪如血瘀、痰浊、湿浊等而致病,且多与依附病邪相互胶结、难解难化;②致病最易腐肌伤肉损脉、败坏形质;③病情具有酷烈性、秽浊性,导致病情易于恶化;④易于损伤正气,耗气伤阴败血。

临床许多血脉相关疾病,如缺血性心脑血管病,病情可一直处于稳定状态,一旦痰瘀等有形病邪蕴积化毒、损脉伤肉,则可导致病情迅速恶化或发生心血管病事件。冠心病胸痛较重、持续时间长,舌质紫红而暗,舌苔黄燥或秽浊者,可用冠心Ⅱ号方或血府逐瘀汤加莪术、黄连、金银花活血散结、清解血脉热毒;冠心病或四肢动脉粥样硬化疾病热毒伤阴,舌质紫红而暗,苔少或镜面舌,脉沉细者,可用四妙勇安汤加生地黄、莪术、金银花养阴解毒、散结通脉;缺血性脑血管病痰瘀互结、化热酿毒伤脉者,可用桃红四物汤加地龙、人工牛黄、黄芩、胆南星、郁金活血通络、解毒开窍。临床缺血性心脑血管病,尤其是四肢动脉粥样硬化坏疽,痰瘀寒化酿毒,表现为四肢恶寒怕冷、舌质青暗或晦暗,舌苔白腻、脉沉迟者,则应用温阳解毒、散寒通脉方法治之,笔者除用阳和汤外,常用自制方姜附阿桂汤治之,方由附子、炮姜、鹿角霜、阿胶、桂枝、当归、赤芍、莪术、地龙组成。方中附子、炮姜、桂枝通解阴分、血脉寒毒;鹿角霜、阿胶、当归味厚温补之品温养血脉;当归、赤芍、莪术、地龙活血通脉,使血活而蕴结经脉之毒邪易解。

总之,血瘀不仅是血液自身的病变,还与脉的"柔顺""弛张"和"脉道的润泽滑利"等密切相关。血瘀不仅是许多内科疾病的直接原因,还是许多疾病脏腑功能失常、气机升降紊乱的病理产物。因此,临床运用活血化瘀药治疗血瘀相关疾病,不仅要祛其血液的瘀滞,还要注重血脉的柔顺和调畅;不仅要注重活血化瘀药物的效用,更要注重药物四气五味的阴阳属性和药物归经;不仅要注意药物自身的作用特点,还要注重其和脏腑经络不同状态的相互作用。辨病与辨证结合,药物阴阳属性和药理研究进展结合,常中求变,变中求和,使血液运行在脉中有度、有节和有序,临床诸多血瘀相关疾病多可缓解或向愈。

八、仲景用附子浅析

附子是"温中救逆、散寒止痛"的代表性中药,陈修园言附子为"回阳救逆第一品药";张山雷称其为"通行十二经纯阳之要药"。在传统中医历代阳气虚衰、阴寒内凝等危急重症的治疗中,皆发挥了非常重要作用。《伤寒杂病论》作为现存最早的辨证论治专著,对附子的临床应用进行了十分详细的论述,书中涉及附子的条文有60条,方剂有20首,涵盖了附子的主要临床应用,对后世临床应用附子具有重要指导意义。现从附子的适应证、配伍、炮制、煎服方法、量效关系及不良反应等方面,对张仲景应用附子的方法进行讨论。

1. 适应证及配伍

《神农本草经》言附子"味辛温、主风寒咳逆邪气,温中,金创,破癥坚积聚,血瘕,寒湿踒躄,拘挛,膝痛,不能行步"。《伤寒杂病论》在《神农本草经》的基础上对附子的应用有所拓展,其含附子的方剂可分为以附子为组方的主药、辅药和原方加减药物等几大类,附子的主要功效在与他药配伍中得到了突出。

(1)温阳救逆:采用附子温阳救逆的方剂首推四逆汤类方。

在四逆汤基础上,通过不同的配伍及药量的加减形成许多类方,包括通脉四逆汤、白通汤、茯苓四逆汤、四逆加人参汤、当归四逆汤、干姜附子汤等。四逆汤主要出现在少阴病篇中,如"少阴病,脉沉者,急温之,宜四逆汤""若膈上有寒饮,干呕者,不可吐也,当温之,宜四逆汤""大汗出,热不去,内拘急,四肢疼,又下利厥逆而恶寒者,四逆汤主之""大汗,若大下利而厥冷者,四逆汤主之"。可知四逆汤病证的特点有如下两个方面:①脉象"弦迟"(寒)、"沉"(寒凝于里)、"浮"(阳越于表),病机为少阴病寒凝于里,浮阳越于表。②"四肢疼""大下利""厥冷""膈上有寒饮",病机为阴寒内盛,阳气衰微,甚至阴阳离决之象,需功专力宏的温热药温中回阳、消散阴翳,恢复阴平阳秘的生机。陈修园云:"少阴之神机病,附子能使自下而上而脉生,周身通达而厥愈。"附子能散能温,外散阴寒以回厥,内温元阳以复阳,尤其适用于少阴病阴寒内盛而阳虚浮越之证。在仲景应用四逆汤及其类方中,附子常配伍甘温内守的干姜相须相使,以加强温中回阳通脉之用,同时制约附子的毒性以减毒增效。

仲景为何在治疗少阴病时选用附子,不用其他温热药如麻黄、桂枝呢?麻黄、桂枝性虽温热,但性偏于辛散,素体阳虚的病证用之恐耗散阳气。附子取材于根茎,根入土壤,作用趋下,可回阳固阳;木本于根,又可生元阳;根茎四散延展,还有通经之用。因此,用于治疗少阴病可温经回逆。《素问·脏气法时论》有言"毒药攻邪",攻其邪而邪却正复。附子大毒,为大辛大热之品,治少阴病阴寒内凝、元阳衰微证,攻伐兼以固本,非附子莫属。

四逆汤类方如通脉四逆汤,加大附子、干姜用量,增强温中固阳的作用,兼以收敛浮阳。干姜附子汤则去甘草,使附子温中固阳之力更峻,用治阴阳濒临离决的烦躁危候。其他如四逆加人参汤等四逆汤衍生方及麻黄甘草附子汤、麻黄附子细辛汤等,皆取附子温中散寒、回阳救逆之功效。

（2）温经止痛：附子通常分布在海拔 1 000~2 000m 的草坡、灌木丛中,生长在天寒地冻的阴寒之地,甚至有些地方积雪地冻,这赋予了附子至阳至热的特性。又附子取材于根茎,根茎具有四方延展的特性,故古人认为其可温经通脉止痛。仲景善用附子辛热走窜之性治疗风寒湿邪阻络所致疼痛,代表方剂有甘草附子汤、附子汤等,也常见附子与桂枝、麻黄、细辛等辛散之品配伍,如桂枝加附子汤、桂枝附子汤、麻黄附子细辛汤、桂枝芍药知母汤等。以甘草附子汤为例："风湿相搏,骨节疼烦,掣痛不得屈伸,近之则痛剧,汗出,短气,小便不利,恶风,不欲去衣,或身微肿者,甘草附子汤主之"。"风湿相搏"于经脉关节、血脉不通为病因病机;"骨节疼烦,掣痛不得屈伸,近之则痛剧"为疼痛症状特点;"汗出,短气""恶风,不欲去衣"为阳虚不能固表的症状;"小便不利""或身微肿者",为风湿侵袭、阳虚气化受阻、水气不运的表现。附子温通以利关节,温阳以去邪气。其辛温之性促进气化,水液自行;温热而燥,湿邪自去,并辅以桂枝温通化气。《医方考》言："桂、附之辛热而治湿,犹之淖潦之地,得太阳暴之,不终朝而湿去,亦治湿之一道也。"少阴病篇"身体痛,手足寒,骨节痛,脉沉者"的附子汤证,病位较甘草附子汤证深,病情较甘草附子汤证重,为温补散寒祛湿之方,但其附子应用的方法与甘草附子汤基本相似。再如《金匮要略·中风历节病脉证并治第五》云："诸肢节疼痛,身体尪羸,脚肿如脱,头眩短气,温温欲吐,桂枝芍药知母汤主之。"本方病证不仅有"肢节疼痛,身体魁羸,脚肿如脱"的寒湿凝滞经络、阻遏阳气之候,又有"头眩短气,温温欲吐"的寒湿内滞表现,方中重用附子,其性温燥可散寒祛湿,辛温走窜可攻逐客于四肢关节的寒湿之邪,可使阳气通达、水湿得化、气血通利,以达缓解肢体疼痛的效用。

(3)助阳化气:附子性热,可补阳气;味辛,可通达气机、助阳化气。气能行津生津,推动水液运行,代表方如真武汤、肾气丸等。"太阳病发汗,汗出不解,其人仍发热,心下悸,头眩,身𥉠动,振振欲擗地者,真武汤主之"。其中"心下悸,头眩,身𥉠动,振振欲擗地者",是阳虚而水饮上凌所致。水饮上凌于心则见心下悸,犯于脑窍则见头眩,犯于肌肉筋骨则见肌肉跳动震颤而欲扑地。用附子温阳燥湿、助阳化气,使气化复常,则水饮乃除。清代张璐认为真武汤证为"邪未尽而正已大伤,况里虚为悸,上虚为眩,经虚为𥉠"。真武汤中重用附子主要为其善能温阳补虚、化气行水。此外,仲景既用肾气丸治疗"虚劳腰痛,少腹拘急,小便不利",又用其治疗"男子消渴,小便反多"。看似矛盾,实则皆是用其恢复肾阳气化,使水液正常代谢。气得阳则复则行,水得气则利,附子亦温亦行,畅达气机,利于肾脏气化与固摄功能的恢复。

(4)其他应用:仲景应用附子,也见于一些治疗寒热错杂的方剂中,如附子泻心汤、乌梅丸等,附子在其中的作用一方面是温阳,另一方面是佐制组方中其他药物的寒凉之性。此外,一些方书简单地将乌梅丸中用附子解释为以辛味驱蛔,属实有些牵强,但也可以看出,临床应用时不能简单地将附子作为一味温热助阳药看待,味辛散而行也是附子的一个药性特点。

2. 炮制及煎服法

附子性温燥,使用不当可能会散气动血甚或中毒。《神农本草经》虽未提及附子毒性,却将其列为下品。后世医家多认为附子有大毒。因此,应用前恰当地炮制、配伍及煎煮,对附子的减毒增效至关重要。

（1）炮制：附子生用多见于四逆汤类方，取其药力迅猛以固脱救逆，多用于急危重症。一般病证附子则多炮制后使用，如桂枝附子汤、白术附子汤等，方法常为"炮、去皮、破八片"。这里的"炮"，是用高温处理附子以减毒；"去皮、破八片"，为破碎使煎煮时成分能够容易析出，同时也利于充分煎煮达到减毒的目的。

（2）煎服法：《伤寒论》中附子的煎煮法可见"以水三升，煮取一升二合""以水六升，煮取三升"等的描述。用以煎煮的水蒸发过半，可见煎煮时间之长，此方法有助于破坏附子的有毒成分以降低毒性。

《伤寒杂病论》中含有附子方药的剂型分有汤剂、丸剂。汤剂多见只煎煮一次，日三服，即药汤浓缩后多次服用，每次服用少量，一方面可令药效持久，另一方面也可避免单次大量服用中毒。但也有"下之后，复发汗"重伤阳气，症见昼日烦躁不得眠，夜而安静，不呕，不渴，无表证，脉沉微，治疗用干姜附子汤急复其阳的顿服。乌梅丸等治疗寒热错杂，需用附子辛温之性而又不至于令全方偏于温热，又需要作用缓而持久，故附子用量小而入丸剂，用蜜包裹，进一步降低毒性，且可缓慢持久发挥药用。

3. 量效关系及不良反应

附子的量效与毒性关系十分密切，因此临床应用剂量的权衡尤为重要，仲景对此十分谨慎。仲景附子用量和现代目前用量的关系还存在许多争议，且存在药材质地变化的因素，充分理解仲景应用附子组方的相对剂量和配伍比例较为重要。《伤寒杂病论》中附子有大附子和小附子之分，用量从1枚到3枚不等，小附子1枚为仲景的常规用量，大致相当于现代临床的10g左右，可供参考。仲景应用大附子3枚者，包括桂枝附子汤、桂枝去桂加白术附子汤、大黄附子汤等，应用大附子两枚包括附子汤、甘草附子汤等,应用大附子1枚为通脉四逆汤及通脉四逆汤加猪胆汁汤。余多用小附子1枚。用大附子多于一枚者多见于温通经脉、散寒除痹等方剂配伍中。风寒湿客于经脉关节,阻遏阳气通达,需用大剂量以温经通脉。通脉四逆汤应用附子量较其他四逆汤类方为多,为大附子一枚,药力稍强于其他四逆汤类,为温通经脉之需。余四逆汤类方作用又稍强于应用小附子一枚的方剂,四逆汤类方生用附子取其药力迅猛以回阳救逆,但又不多用,因患者阳气衰微,需迅速急救,用量大又恐虚不耐补,加重病情。仲景言四逆汤"强人可大附子一枚",即是此意。

附子的不良反应在《伤寒杂病论》中也有描述,如白术附子汤"一服觉身痹",即服用后患者身觉麻痹感,当为接近轻度中毒的症状。此时,仲景则让患者"半日许再服",防止单次剂量过大而加重中毒症状。可见,仲景对附子中毒反应和效应的关系十分重视,观察十分细致。在组方中,仲景常将附子与干姜、甘草配伍,既发挥治疗作用,又达到减少附子毒性的目的。

总之,张仲景应用附子多取其温阳救逆、温经止痛、助阳化气之效,并通过不同配伍扩大了附子的应用范围,或促进水液气化,或温通经脉。此外,仲景十分注意附子的炮制及煎煮法,应用剂量也因证因人的虚实而异,法度既十分严谨,又灵活多变,值得现代临床医生认真体味。

九、仲景用桂枝浅析

桂枝味辛、甘,性温,归膀胱、心、肺经,具有解肌和营、温通经脉、助阳化气、平冲降逆等作用。《伤寒杂病论》作为现存最早的中医辨证论治专著,所载含有桂枝的方剂共83首(方名中有"桂"或"桂枝"的即达38首),涵盖了六经不同病证及许多内科杂症,对后世临床有重要指导意义。本文试从适应证、配伍、量效配伍比例及禁忌等方面讨论仲景应用桂枝的方法。

1. 桂枝主要效用

《神农本草经》称桂枝为牡桂,将其列为上品,记载其"味辛温,主上气咳逆,结气喉痹,吐吸,利关节,补中益气"。《伤寒杂病论》通过桂枝不同配伍和调整桂枝的用量,广泛用于营卫不和、心阳亏虚、脾胃阳虚、经脉寒凝诸证,用药因病证而异,灵活而有准绳,深值临床效仿。

(1)解肌和营:仲景解肌调和营卫,首推桂枝汤及其类方。《伤寒论·辨太阳病脉证并治》第 13 条云:"太阳病,头痛发热,汗出恶风,桂枝汤主之。"将桂枝汤列于太阳病中风之首,治疗风寒客于肌表而致的营卫失调、恶风汗出。桂枝辛温,解肌表风寒;芍药酸敛和营,防汗出太过。两药等量配伍,辛散而不伤阴,酸敛而不碍邪。桂枝汤亦常用于其他原因导致的营卫不和、发热自汗,如《伤寒论·辨太阳病脉证并治》第 54 条云:"脏无他病,时发热自汗出而不愈者,此卫气不和也,先其时发汗则愈,宜桂枝汤。"虽无风寒外感,但病机有营卫不和,故仲景强调"先其时发汗",从营透表,使营卫调和则发热、自汗可愈。

(2)解表散寒:仲景用桂枝与麻黄配伍治疗风寒外感、恶寒无汗身痛的太阳伤寒,代表方如麻黄汤和大、小青龙汤等,如《伤寒论·辨太阳病脉证并治》第 35 条云:"太阳病头痛发热,身疼腰痛,骨节疼痛,恶风无汗而喘者,麻黄汤主之。"第 38 条"太阳中风脉浮紧,发热恶寒身疼痛,不汗出而烦躁者,大青龙汤主之。"第 40 条"伤寒表不解,心下有水气,干呕发热而咳,或渴,或利,或噎,或小便不利,少腹满,或喘者,小青龙汤主之。"此类病证的基本病机皆为外感风寒、卫阳被遏,均见脉浮紧、发热恶寒、身痛、无汗等表征,故以桂枝辛温宣通、解肌散寒,味厚属阴;麻黄辛温发散,气薄属阳。二者气味相须为用,以开泄腠理、发汗解表散寒。在风寒束表基础上,内有郁热者,加大麻黄用量,合辛寒的石膏透热,为大青龙汤;内有寒饮者,减少麻黄用量,合芍药、细辛、干姜、五味子、半夏温化寒饮、敛肺止咳,为小青龙汤。

(3)温通经脉:仲景用桂枝温通经脉、通痹止痛,多与附子配伍,可见于桂枝附子汤、甘草附子汤、桂枝芍药知母汤等。以桂枝附子汤为例,《伤寒论·辨太阳病脉证并治》第 174 条云:"伤寒八九日,风湿相搏,身体疼烦,不能自转侧,不呕,不渴,脉浮虚而涩者,桂枝附子汤主之。"本病证"风湿相搏"为病因,身体烦疼、不能自转侧为主症,风寒湿客于经络肌腠致血脉不通、不通则痛为病机。仲景用桂枝汤去芍药加桂枝一两、附子三枚,旨在将桂枝的辛温与附子的辛热相合,以祛经络肌腠寒湿、通络止痛。桂枝与辛温大热的附子配伍,亦可加强附子温燥祛除寒湿之用。经络寒湿得祛、气血通畅,痹痛自可向愈。

桂枝芍药知母汤中桂枝亦为温通经脉之用。《金匮要略·中风历节病脉证并治第五》第 7 条云:"诸肢节疼痛,身体尪羸,脚肿如脱,头眩短气,温温欲吐,桂枝芍药知母汤主之"。本病证病机为肝肾亏虚、风寒湿内滞经筋骨骱关节,局部气血闭阻,故见诸肢节肿痛、脚肿如脱等。仲景以桂枝配伍附子温通经脉;佐麻黄、防风辛散温通经络行痹;白术、甘草健脾化湿;芍药、知母养阴荣筋,芍药合甘草又可酸甘缓急止痛。方中辛散温通的桂枝、麻黄、防风和味厚养阴的白芍、知母配伍,使温通辛散依附于养阴酸敛以温通经筋骨骱的寒湿,是本方配伍特点。此外,乌梅丸中亦用桂枝配伍附子温通经脉。《伤寒论·辨厥阴病脉证并治》第338 条云:"伤寒脉微而厥,至七八日肤冷,其人躁,无暂安时者,此为脏厥,非蛔厥也。蛔厥者,其人当吐蛔。令病者静,而复时烦者,此为脏寒……蛔厥者,乌梅丸主之。"此病证病机为中焦虚寒、蛔虫上扰、逆乱气机,症见腹痛四肢逆冷等,故用附子、桂枝温脏散寒安蛔,同时又可温通四肢经脉治疗四肢逆冷。

（4）温阳止悸:仲景认为心阳虚损、寒邪内侵可致心悸,治疗应顺从心主血脉的特点,治疗时贵在温通,如《伤寒论·辨太阳病脉证并治》第64条云:"发汗过多,其人叉手自冒心,心下悸,欲得按者,桂枝甘草汤主之。"汗为心液,发汗多损伤心阳,故见心中悸动不安;心阳虚则喜按,故见"叉手自冒心"。方中桂枝温通心阳,炙甘草甘缓补气,两者相伍,辛甘化阳,心阳得复,则心悸自平。本篇第112条云:"伤寒脉浮,医以火迫劫之,亡阳必惊狂,卧起不安者,桂枝去芍药加蜀漆牡蛎龙骨救逆汤主之。"本篇第118条云:"火逆下之,因烧针烦躁者,桂枝甘草龙骨牡蛎汤主之。"两方皆有桂枝甘草汤的心阳虚,皆以桂、甘合用温补心阳。桂枝甘草龙骨牡蛎汤为心阳虚浮越于上,致心神不宁、烦躁,故加龙骨、牡蛎潜敛心阳、定悸安神;桂枝去芍药加蜀漆牡蛎龙骨救逆汤为心阳虚浮越于上,兼有痰饮,出现惊狂、卧起不安,故再加蜀漆以祛痰定惊。

《伤寒论·辨太阳病脉证并治》第117条云:"烧针令其汗,针处被寒,核起而赤者,必发奔豚,气从少腹上冲心者……与桂枝加桂汤。"此为发汗损伤心阳,下焦阴寒之气上冲而致的轻症奔豚。本方为桂枝汤去芍药之酸敛,倍用桂枝温通心阳、平冲降逆。本篇还有下焦阴水上犯病证,如第65条云:"发汗后,其人脐下悸者,欲作奔豚,茯苓桂枝甘草大枣汤主之"。发汗致心阳亏虚,不能下蛰暖肾,寒水因虚上乘,故见脐下如奔豚将作。方中桂枝甘草温补心阳,使心阳下蛰于肾、化气行水;配伍茯苓淡渗利水,泄下焦阴水从小便而去。《伤寒论·辨太阳病脉证并治》第177条云："伤寒脉结代，心动悸，炙甘草汤主之。"此为素体气阴两虚，重发汗再伤心阳，致"心动悸、脉结代"，和单纯心阳虚的心悸明显不同，故将桂枝与大剂量甘缓补气的炙甘草配伍以补心气、温心阳，同时结合味厚的养阴血药生地黄、麦冬、阿胶、火麻仁，使心气、心阳含于心脉营血之中，以主血脉运行，促进脉气顺接，则心动悸、脉结代可愈。

（5）温阳化湿：桂枝味辛而温，与干姜守而不走不同。桂枝温阳在于温通阳气、促进水湿蠲化。《伤寒论·辨太阳病脉证并治》第67条云："伤寒，若吐，若下后，心下逆满，气上冲胸，起则头眩，脉沉紧，发汗则动经，身为振振摇者，茯苓桂枝白术甘草汤主之。"伤寒在表，误用吐下损伤脾阳，不能温化水饮，水饮停滞中焦，随气上逆，故见心下逆满、气上冲胸；水饮阻滞、清阳不升，故见头眩。本病证主要责于中焦阳气不足、水饮停留中焦，故仲景重用茯苓淡渗利水，白术苦温而燥祛湿，配伍桂枝通阳化气、温振脾阳。本篇第74条云："中风发热，六七日不解而烦，有表里证，渴欲饮水，水入则吐者，名曰水逆，五苓散主之。"此为太阳膀胱蓄水证，表邪未去，影响膀胱气化，致水饮停滞，表现为饮水则吐，故用淡渗利水诸药配伍桂枝，调和营卫、温阳化气行水，使营卫表邪疏散，太阳膀胱水气从小便而解，则诸证自愈。

（6）温脾建中：仲景认为辛甘而温的桂枝与阴柔酸敛药或甘缓益气药配伍可温脾建中，治疗中焦阳虚、虚劳等病证，代表方如桂枝加芍药汤、小建中汤、黄芪建中汤等。《伤寒论·辨太阴病脉证并治》第279条云："本太阳病，医反下之，因而腹满时痛者，属太阴也，桂枝加芍药汤主之。"此方为在桂枝汤基础上倍芍药而成。阴柔酸敛、归经肝脾的白芍和辛温的桂枝配伍，使阴以和阳，阳气温运阴经虚寒，以治太阴脾阳虚寒腹满时痛。《金匮要略·血痹虚劳病脉证并治第六》云:"虚劳里急,悸,衄,腹中痛,梦失精,四肢酸疼,手足烦热,咽干口燥,小建中汤主之。"此为桂枝加芍药汤证的进一步发展,中焦虚寒,不能温运脾阳,故腹拘急疼痛;脾虚气血生化乏源,故心悸;气不摄血则鼻衄;气血不能温养四肢则见"四肢酸疼"。仲景将桂枝与甘平酸敛、补中缓急的饴糖、芍药配伍,辛甘化阳、温运脾胃,则虚劳诸证可愈。本篇第8条云:"虚劳里急,诸不足,黄芪建中汤主之。"在小建中的基础上,兼有明显的气虚,故方以小建中汤加甘温的黄芪一两半补气,治疗虚劳气虚甚者。

(7)活血通脉:仲景认为桂枝性可温通血脉,与桃仁等活血药配伍有活血逐瘀之效。《伤寒论·辨太阳病脉证并治》第106条云:"太阳病不解,热结膀胱,其人如狂,血自下,下者愈⋯⋯外解已,但少腹急结者,乃可攻之,宜桃核承气汤。"外邪化热入里,与下焦血分互结,症见躁动不安、下腹拘急而痛,故用桂枝与桃仁、大黄、芒硝配伍,活血逐瘀、泻下瘀热结热,则诸证可解;《金匮要略·妇人妊娠病脉证并治第二十》云:"妇人常有癥病,经断未及三月,而得漏下不止,胎动在脐上者,此为癥痼害⋯⋯当下其癥,桂枝茯苓丸主之。"妇人癥病、漏下不止,多为血瘀所致,当通因通用,去其瘀则漏下得止,故用桂枝与赤芍、牡丹皮、桃仁配伍,活血祛下焦瘀血;茯苓淡渗利下,助血脉下行。本篇又云:"妇人年五十所,病下利数十日不止,暮即发热,少腹里急,腹满,手掌烦热,唇口干燥⋯⋯曾经半产,瘀血在少腹不去⋯⋯当以温经汤主之。"温经汤主治妇女冲任虚寒、经血漏下淋漓不畅,该方将桂枝、吴茱萸伍于当归、阿胶、芍药、牡丹皮、川芎、麦冬养血活血药之中,温养冲任、祛血脉瘀滞,辅以人参、甘草、半夏补气和中,以使经血调和。

2. 主治病证用量不同

仲景应用桂枝,因治疗病证不同和配伍不同,用量有很大变化:从麻黄升麻汤的6铢(0.25两)至桂枝加桂汤的5两,变化范围达20倍,体现了仲景因病轻重、邪在表在里用药的不同。

(1)病证不同用量不同:用于温通阳气、驱逐经络寒湿,仲景用桂枝常在3两以上,如桂枝加桂汤、桂枝甘草汤、桂枝附子汤、桂枝芍药知母汤等;用于解肌和营、温中缓急、温通经脉、化气行水,桂枝用量多在2两至3两之间,如用于解表和营的桂枝汤、麻黄汤、葛根汤、小青龙汤,用于温中缓急的小建中汤、黄芪桂枝五物汤,用于温通经脉的当归四逆汤、桂枝加附子汤、炙甘草汤,用于温阳化气行水的茯苓桂枝白术甘草汤、苓桂术甘汤、茯苓泽泻汤,以及用于活血通经的温经汤、桃核承气汤等;用于透解风寒余邪和温补心阳,桂枝用量多小于2两,如治疗少阳郁热、心阳不足的柴胡加龙骨牡蛎汤、柴胡桂枝汤,治疗外邪已去大半、营卫不和的桂枝二麻黄一汤、桂枝麻黄各半汤,以及治疗心阳有外越之势、心神不宁的桂枝甘草龙骨牡蛎汤等。

(2)配伍不同用量不同:桂枝与芍药等量配伍,用于解肌发汗、调和营卫、活血和脉,如桂枝汤及相应类方、葛根加半夏汤、小青龙汤、当归四逆汤等。桂枝与倍量的芍药配伍,用于温中和营、通络止痛,如桂枝加芍药汤、小建中汤等;桂枝与炙甘草配伍,用于温通心阳,桂枝用量常大于炙甘草两倍,如桂枝甘草汤、茯苓桂枝白术甘草汤等。用于温补心阳、防止心阳外越,桂枝用量则小于炙甘草用量,如桂枝甘草龙骨牡蛎汤中桂枝小于炙甘草用量一倍,炙甘草汤中桂枝用量为炙甘草三分之一;桂枝与麻黄相须为伍,主要用以发汗解表。桂枝用量大于麻黄用量时,为小汗之法,如桂枝二麻黄一汤、桂枝麻黄各半汤、小青龙汤等;桂枝用量小于麻黄用量时,多为大汗之法,如麻黄汤、葛根汤、大青龙汤等;桂枝与茯苓配伍,两者等量用于温心阳、化水饮、安心神,如柴胡加龙骨牡蛎汤、茯苓甘草汤;桂枝用量小于茯苓用量,重在化气行水,如五苓散、茯苓桂枝等、茯苓泽泻汤等。

3. 桂枝禁忌

仲景《伤寒论》中列举了桂枝汤的一些禁忌病证,没有谈及桂枝的禁忌。桂枝辛甘而温、解肌和营的特点,和桂枝汤的效用基本相似,故桂枝汤禁忌者,也应是桂枝的禁忌。《伤寒论》云:"服桂枝汤吐者,其后必吐脓血也。"仲景以"其后吐脓血",提示患者素有蕴热,应禁用桂枝汤。又云:"若酒客病,不可与桂枝汤,得之则呕。"以平素嗜酒提示患者素有湿热内蕴,不能应用桂枝汤。桂枝辛温可化热、味甘可助湿,故内有蕴热和湿热者,也是桂枝应用的禁忌。风寒外感无汗身痛的麻黄汤证,不宜用桂枝汤,需桂枝和发汗解表的麻黄等配伍,才可发汗解表,也非仅用桂枝可以治疗。此外,阴虚火旺者,禁用桂枝,桂枝辛温善入血分、阴分,故阴虚火旺者,较酒家和内有蕴热者更不能耐受桂枝的辛甘温通。

总之,桂枝为张仲景应用频率较高的药物,其善于解肌和营、温阳化气、温通经脉和通络止痛。通过配伍加减和调整用量,可用于治疗营卫不和,心阳虚心神不宁,心阳虚水饮内停,血脉寒凝的痹症以及血瘀癥瘕的妇科疾病,应用得当,往往有满意疗效。仲景因病证不同、配伍和用量亦不相同,其随病证不同灵活运用桂枝温而不散、温而善通、温而能升特性的方法,深值临床体会。

第三章 治病求源

一、以肝肾亏虚为主轴辨治高血压病

高血压以体循环血压升高为特征,是心脑血管疾病的重要危险因素。心脑血管病事件相关的病死率约占全球总死亡人数的30%以上,其中约有一半的心血管事件和脑卒中事件都是由高血压引起。近年来,西药在降低血压、提高生活质量、改善心脑血管疾病患者预后方面发挥了重要作用,但同样也面临药物副作用较为明显、血压波动较大、停药后血压容易反弹、耐药等问题。中医临床治疗高血压病,包括中成药皆有一定的作用,其有效性和安全性也日益得到重视。传统中医学并无高血压病的病名,根据其临床症状体征,一般将其归于"眩晕""头痛"等病的范畴。在辨证治疗过程中,以肝肾亏虚为主轴,根据患者虚实的侧重不同,结合患者不同的危险因素、合并症等,病证结合加减用药,对合理控制血压、减少靶器官损害、改善患者预后有积极的作用。

1. 肝肾亏虚为基本病机

中医的肝肾亏虚在高血压病的发生发展中占有重要地位。肝在五行中属木,木曰曲直,具有条达疏畅、生长升发的生理特性,主要的生理功能是主疏泄、藏血。《素问·至真要大论》云:"诸风掉眩,皆属于肝。"《金匮翼·肝厥头痛》云:"肝厥头痛者,肝火厥逆,上攻头脑也。"说明眩晕与肝密切相关。肾在五行中属水,水曰润下,肾内蕴元阴元阳,具有藏精、纳气、主水等生理功能。《灵枢·海论》云:"脑为髓之海······髓海有余,则轻劲多力,自过其度。髓海不足,则脑转耳鸣,胫酸眩冒。"说明头部眩晕头痛等症状与肾亦有密切关系。肝肾作为人体藏血、藏精之脏,对脉管、脑髓等具有濡养滋润的作用,若其不能涵养精、血,则容易导致肝阳上亢、清窍失养,出现头晕、头痛等,导致高血压病的发生。

2. 虚实夹杂的病理特点

临床上,高血压病的中医病机多为虚实夹杂。初期,往往以肝阳上亢、兼有肝肾亏虚为主,其中肝肾亏虚以肝肾阴虚、肾精不足较多,单纯肾阳虚者较为少见;若高血压病进一步发展,肝失疏泄,肾精不能化气,各种病理产物则随之产生,包括痰浊、瘀血、风痰、水饮等;同时由于肾脏阴精亏虚、不能涵阳,致肝阳上扰,又可加重肝阳上亢、肝火上炎的症状。肝阳上亢、上扰清窍可引起头痛、头晕;精气不足、肾精匮乏则可出现腰膝酸软、不耐劳累、夜尿频多、气短乏力、面色虚浮等。

精不足、髓海失充,血不足、脑窍失养,气不足、清阳下陷,痰浊中阻、清阳不升,瘀血阻络、气血不利,均可致头晕、头痛。高血压病的病机虽然错综复杂、变化多端,但亦不外虚实两个方面。肝肾不足和血瘀、痰浊内滞,是各种病理因素共同作用的结果。因此,在原发性高血压的中医治疗过程中,当详辨虚实、平衡阴阳、畅达气机,使气机升降有常、阴阳平衡、气血冲和,高血压病诸症自可向愈。

3. 辨证治疗以补肾平肝为基本治法

肝肾亏虚、肝阳偏亢是高血压病的常见病因病机,患者往往表现为眩晕、面色潮红、急躁易怒、腰膝酸软,舌边尖红、脉弦细或沉弦等,治疗应在补益肝肾的基础之上,加用柔肝疏肝、调和气血、平抑肝阳之品。补益肝肾常用杜仲、怀牛膝、桑寄生、山萸肉、枸杞子等平补肝肾药物；柔肝疏肝则常用白芍、川木瓜、香附、柴胡等；调和气血则常用当归、丹参、川芎等。肝阳上亢轻者，可酌加钩藤、天麻、地龙、杭菊花、夏枯草等；肝阳上亢较重者，可酌加代赭石、珍珠母、生牡蛎等重镇潜阳之品。然肝为刚脏，体阴而用阳，重镇潜阳类药物大都性寒质重，且多为石类药物，易损伤人体阳气，影响肝脏调达之性以及脾胃的运化功能，临证不可过用、滥用。若患者肝阳亢甚，亦应在用重潜平肝药物的同时，稍佐白芍、麦芽、茵陈、川楝子等疏肝升肝之药，以顺应肝用，达到欲降先升的目的；肝阳得以平抑后，则应以调和气血、顺达肝性为主。此外，有一点需要注意的是，高血压病患者，大多伴有动脉粥样硬化，尤其是高血压病病程日久的中老年患者，脉象常表现为弦脉或沉弦细脉，临床切不可仅凭脉象就作出高血压病肝阳上亢的诊断，而是需结合舌象和临床症状综合判断。若患者脉弦或弦细有力，舌质淡，舌体胖大，苔腻，则多为气虚痰湿内阻、清阳不升；舌体胖大、舌质暗红，则多为气虚血瘀，临床不可不察。

4. 注重运用活血化瘀药

高血压病以中小动脉血管张力的增加为主要病理改变，同时可涉及血管炎症反应、内皮功能障碍、血小板活化黏附聚集等诸多方面。现代中医将这些病理变化归为"血瘀"的范畴。因此，中医临床治疗高血压病，一般要配伍应用活血化瘀药。许多活血化瘀药如赤芍、丹参、牡丹皮、川芎、地龙、川牛膝等不仅具有一定降压作用，还可以降低血管炎症反应、保护血管内皮功能、抑制血小板活化聚集、扩张血管、增加肾小球滤过率、促进水液代谢等，可作用于高血压病发生发展的诸多病理环节，对控制血压和保护靶器官损伤有一定作用。

气血互生互化,相互依存。若血脉调和,则上亢之阳易于平复。因此,中医治疗高血压病不仅要疏肝、柔肝、平肝、潜肝等,活血化瘀亦应作为高血压病的一个重要治法,但临床应注意如下几点:①血以载气、引血下行,肝阳上亢的高血压病患者,在调和血脉的基础上应加川牛膝、赤芍、牡丹皮等,使上亢之阳随血液下行而平潜。②病属阳虚寒滞或寒湿内阻者,应用川芎、桂枝、红花等温通活血药,以温通血脉,助阳气升发,使寒湿得化,清气得升而浊阴自降。③病属血虚经脉失养者,用当归、鸡血藤、丹参、白芍等养血活血药柔养血脉、调和气血。④对于长期使用扩张血管降压药导致水液潴留的患者,由于西药的噻嗪类利尿药等易导致尿酸增高和脂质代谢紊乱,可用具有活血利水作用的活血化瘀药,如丹参、川芎、益母草、泽兰等,结合玉米须、车前子、茯苓等淡渗利水,和西药的钙通道阻滞剂、血管紧张素Ⅱ受体阻滞剂等结合应用,有助于血压的控制。

5. 注重气机疏畅,恰当应用升阳散风药

在高血压病临床治疗过程中,针对气机不畅、清阳不升的患者,应用行气疏风药如柴胡、香附、羌活、防风、葛根等,和温阳药如干姜、桂枝、附子等相配伍,常可收到较好的效果。许多医者认为温散药物可使"阳动上升",高血压病患者使用温散药物,会引起病情恶化。但是,在高血压病患者中医临床治疗过程中,在兼顾肝肾亏虚的基础上,结合患者表现出来的寒热虚实症状灵活运用温散药物,也可有良好的效果。若患者病机属阳虚不运,则可用温阳药如淫羊藿、巴戟天、桂枝等温阳化气,结合柴胡、葛根、香附等疏肝升清助阳,尤其对于脾肾阳虚的患者,可望达到阳气升发、肝气条达,从而复其气血冲和之性,使得血压恢复正常的目的。若患者病机属痰浊中阻、清阳不升、痰蒙清窍或肝失疏泄、肝

气不舒,则可用升阳散风药,如柴胡、防风、蔓荆子、羌活等,既可疏达肝气、条达气机,又可升发清阳、祛痰化浊,助病情恢复。

此外,在应用温散药物的基础上,还可根据兼证不同加减用药,若兼肾精(气)或肾阳亏虚,可酌加全天麻、杜仲、桑寄生等补肝肾药;若兼脾虚湿困、大便溏泻,可酌加生白术、茯苓、砂仁、陈皮等运脾化湿药。

6. 药物作用不同,剂量也应不同

在高血压病的治疗过程中,应注意不同作用的药物应用的剂量应不相同:①平肝潜阳、滋补肝肾、活血化瘀等滋补祛邪的药物,用量应偏重,剂量过轻则不能发挥治疗疾病的作用,如天麻、杜仲、钩藤、桑寄生、怀牛膝、生地黄、丹参、川芎、赤芍等,用量皆可在 20g~30g;②调理肝气和中焦气机、升发清阳的药物,用量宜轻,如柴胡、陈皮、麦芽、川楝子、防风等,用量过重,则易耗气伤阴,不能调理气血冲和之性。

高血压病在其病理演变过程中,肝肾亏虚往往贯穿疾病的始终,初期肝肾亏虚多不显著,实邪较为突出,病理因素除痰、瘀、气滞等外,还可涉及肝阳、肝火等。治疗当以补肾柔肝平肝法为主,根据不同症状辨证加减用药:肝阳上亢者,平之、潜之;痰阻者燥之、化之;瘀血阻脉者通之、活之;冲任失和者调之、和之;肝郁者达之、疏之。在病程中后期,则以虚为主、虚实兼杂。此时治疗应根据气、血、阴、阳虚损程度的不同,采用阴中求阳、阳中求阴、补气生血或补气助阳等法,同时结合痰、瘀、气滞的偏重,采取不同的祛邪之法。总之,高血压病的基本病机在于肝肾亏虚、阴阳失调、气血失和。调和阴阳、畅达气血,升者治以降,陷者治以升,结聚者治以散,寒者治以温,热者治以寒,使阴阳和调、气血冲和,则高血压病诸症自可向愈。

验案举隅

陈某,男,56岁,1999年2月10日初诊。主诉头晕、头痛1个月余。于1个月前患者因情绪波动出现头晕、头痛,伴有两胁胀痛,夜间入睡困难,持续不见缓解,饮食尚可,二便调。既往高血压病史10年,平素口服苯磺酸氨氯地平片(络活喜)5mg,每日1次,因没有规律监测血压,血压控制情况不详。门诊测量血压为158/80mmHg。下肢轻度水肿,舌质暗红,舌苔白,脉沉弦,辨证为肝肾亏虚、血瘀水停。处方:天麻、杜仲、桑寄生、川牛膝、钩藤、黄芩、菊花、珍珠母、茯苓、丹参、益母草、赤小豆、柴胡、槐米。水煎服,每日1剂,连服14剂,西医用药不变。

1999年2月24日二诊:患者诉头晕头痛较前明显减轻,两胁疼痛消失,双下肢水肿减轻。门诊测量血压为140/80mmHg。舌苔稍腻,脉沉弦。上方去珍珠母、赤小豆,加生白术、车前子健脾利水,水煎服,每日1剂,连服14剂。

1999年3月9日三诊:患者头痛、头晕缓解,门诊测量血压为130/80mmHg,舌薄白,脉沉弦。在上方基础上,去清肝疏肝的黄芩、柴胡,煎服法如前,予中药汤剂14剂,以巩固疗效。后随访患者2个月余,血压一直稳定在130/80mmHg以内。

按:本例患者属于肝肾亏虚、肝阳偏亢型的高血压病患者,方中杜仲、桑寄生平补肝肾;天麻、钩藤、菊花、珍珠母疏肝柔肝平肝,而不遏止肝气疏达。因患者下肢稍有水肿,属血瘀水饮内停,予丹参、茯苓、川牛膝、益母草、赤小豆活血利水消肿。患者肝失疏泄,肝气郁滞而两胁不适,遂用黄芩、柴胡、槐米以疏解肝郁、清解肝经郁热。全方在补肾平肝的基础之上,灵活应用活血利水、疏解肝郁、清肝泻热之法,结合基础西药的应用,达到了控制血压、改善症状的目的。

二、调和阴阳治疗女性围绝经期高血压

女性围绝经期（又称：更年期）高血压，属于一个特殊人群的高血压，因发生在女性围绝经期血压增高而命名，是围绝经期综合征中的一个常见症状。围绝经期高血压患者，因为情绪容易激动，多表现为收缩压上升，舒张压升高者相对较少，血压不稳定，波动明显。极少数患者围绝经期过后，激素分泌达到新的相对平衡，血压可恢复正常，但大多数患者围绝经期后血压仍持续增高。传统中医文献记载中没有"围绝经期高血压"的病名，根据临床症状，可将其归属于传统中医"眩晕""头痛""郁证""肝风"等病证的范畴。

《素问·上古天真论》云："女子……七七，任脉虚，太冲脉衰少，天癸竭，地道不通，故形坏而无子也。"《灵枢·海论》云："髓海不足，则脑转耳鸣。"隋代巢元方《诸病源候论·风头眩候》主张因风致眩，指出"风头眩者，由血气虚，风邪入脑，而引目系故也"。《丹溪心法·头眩》曰："无痰则不作眩，痰因火动。"可见历代医家多从肝阳上亢、气血不足、肾精亏虚、肝肾阴虚、痰气交阻等方面论述眩晕的病因病机。在总结前人病因病机认识的基础上，结合围绝经期女性的病理生理特点，可认为围绝经期高血压的病机是以肝肾阴阳失调、冲任亏虚为本，以痰浊、瘀血、肝阳为标。女子七七天癸竭、冲任虚衰、精血不足、肾水亏虚、水不涵木、阴虚阳亢、阴阳升降失调，加之围绝经期女性，常伴有气郁化火、痰浊中阻、瘀血阻络等，从而导致血压升高。妇女进入围绝经期后，卵巢功能减退，雌激素分泌减少，下丘脑、垂体和卵巢之间的平衡关系失调，从而出现一系列自主神经功能紊乱症状，导致精神情

绪变化、血管舒缩功能失调、体温调节中枢不稳定,血压波动或增高,这和传统中医的认识多有相似之处。此外,围绝经期女性神经内分泌变化,还可导致糖代谢、脂质代谢异常,促进动脉粥样硬化发生,使血管张力增加,也可导致患高血压病的风险增加。根据女性围绝经期高血压的病机特点,临床辨证治疗应注意如下方面。

1. 调补肝肾

天癸渐竭、冲任虚损、阴阳失和是围绝经期女性易发高血压的基本原因。临床多可运用二仙汤加减治疗,也可根据偏肾阳虚和肾阴虚的不同,用右归饮和左归饮加减。二仙汤为目前治疗围绝经期综合征的常用方剂,方中淫羊藿、仙茅、巴戟天温肾阳,黄柏、知母泻相火、滋肾阴,当归甘温养血、调理冲任。该方寒温并用、阴阳并补,调理冲任,适合围绝经期女性阴阳两虚的特点。临床应用此方治疗围绝经期高血压,笔者常于方中加川牛膝、葛根药对。川牛膝入血分,性善引血下行;葛根轻扬升散、入气分,可升举清气。两药相合,一气一血,一升一降,有助于调和气血冲和之性。若临床偏于肝肾阳虚、下肢恶寒明显者,可减少方中知母、黄柏用量;肝肾阴虚为主、虚阳上扰明显者,加生地黄、女贞子、墨旱莲、白芍养阴柔肝清热。此外,因为女子以血为本,在滋补肝肾时尤应配伍养血补血的药物,如当归、白芍、生地黄、丹参等,以取肝肾并补、调和冲任气血阴阳之用。

2. 柔肝疏肝

高血压病常常以头晕、头痛为主要症状,临床很多医者往往将头晕、头痛简单归因于肝阳上亢,治疗时应用大量平肝潜阳药,验之于临床实践,此认识多失之偏颇:血压升高并不等于肝阳上亢,不应一见患者血压升高即应用镇肝潜阳之品,尤其是围绝经期高血压患者,常伴有乏力、腰膝酸软、两肋胀痛、潮热盗汗、失眠多梦、情绪不稳等症状，此为"肾精不足、肝阴虚阳亢、肝郁化火"的表现。如《临证指南医案·肝风》所说："故肝为风木之脏，因有相火内寄，体阴用阳，其性刚，主动主升。"加之围绝经期女性易情志抑郁、肝木疏泄失调，肝郁日久化热，灼伤肝阴，如一味大量应用镇肝潜阳之品，反增其刚烈之性，使郁结更甚、郁火更盛。因此，治疗多用白芍、生地黄、柴胡、枳壳等相伍以柔肝疏肝，使肝体得养、肝木调达、气血调和，则肝阳自平。若临床见头晕、面红、气急、性格急躁、舌红脉弦者，提示肝阳亢甚，才可用生牡蛎、珍珠母、生龙齿、代赭石等重镇潜阳之品，但仍需配伍柴胡、川楝子、麦芽等疏肝升肝药，以顺从肝木调达之性。

3. 疏郁升阳

围绝经期高血压患者以肝肾亏虚为本、肝阳上亢为标，临床多认为再用疏散升阳之品易伤肝阴，使"阳动而升"。其实，肝木之性在疏、在升，肝用的疏、升和肝体的柔、养是相辅相成的两个方面。临床常见长期情志不舒、肝郁乘脾的围绝经期高血压患者，虽有肝阳上亢的征象，也有情绪低落、舌体胖大、舌苔厚腻等表征，或兼有肾阳虚不能化气升清，表现为四肢怕冷、小便清长、脉沉迟等。此时治疗要在柔肝平肝的基础上注意疏散，使清阳升、痰浊化、清窍利，上亢之阳自可得降。升阳散风药中，笔者常用天麻和防风配伍，有郁热征象者易防风为柴胡。天麻质柔而润，有柔肝息风和疏风之效，契合肝体肝用两方面的属性，用量可至 30g 以上。《本草纲目》云："天麻，乃肝经气分之药。"《日华子本草》云天麻能"助阳气，补五劳七伤，通血脉，开窍"。其性辛而不升散，味甘而不滋腻。防风疏风散风中柔缓之品，虽性偏温善升，但无伤阴之弊。两者配伍，可奏柔肝疏肝息风之效。柴胡辛凉,用 10g 左右,善于调肝疏肝,和天麻配伍,适合肝阳上亢而有郁热者。

4. 宁心安神

围绝经期高血压女性,临床常伴有失眠、焦虑、抑郁等的症状,其原因多归于肝肾阴虚、肾水不能上济于心,或肝阳上扰心神,或肝气郁结化热、上扰心神等。在治疗中应注意在调补肝肾的基础上因证加减:肝阳上亢、心神不宁者,加珍珠母、生龙齿、白芍等平肝宁心安神;天麻、杜仲既可平肝,也有一定安神作用,亦可随证应用;气滞气郁、心神失养,胸胁胀满者,加香附、玫瑰花、合欢花、代代花等解郁安神。上述花类药物,疏肝解郁而无伤气耗阴之弊,但有安神之用;肝气郁结化火者,可在疏肝的基础上,稍加淡豆豉、焦栀子、莲子心等,疏散清化郁热。此外,女子以血为本,围绝经期女性多有血虚或血虚化热、化风这一病机,只要患者没有大便稀薄、舌淡而胖大,舌苔厚腻或滑腻等明显的脾胃阳虚气虚、水湿内停的症状,即可适当配伍当归、生地黄、百合、枸杞子等养血安神药,使心神得安,则上亢之阳易降易复,有助于患者血压的控制。

总之,肝肾阴阳失调、冲任气血失和是围绝经期高血压病的基本病机,痰浊、瘀血、气滞是其病变的主要病理因素。临床治疗应以调和阴阳、畅达气血为基础。在此基础上,根据兼症不同,辨证加减,多可获得较好临床疗效。

验案举隅

王某,女,50 岁,2015 年 11 月 24 日初诊。主诉血压增高 1 年余,最高达 170/105mmHg。服用苯磺酸氨氯地平片 5mg,每日 1次,血压控制在 130~150/80~90mmHg,血压随情绪波动明显。绝经已 1 年余。现症见头晕头痛,夜眠差,夜间只能间断入睡 3~5 小时,胸胁胀痛,腰膝酸软,纳差,大小便正常,舌暗红、苔白腻,舌下脉络曲张,脉弦沉细。西医诊断为高血压 2 级,中医诊断为眩晕,辨证属肝肾亏虚阳亢、痰瘀互阻。治以滋补肝肾、平肝活血。处方:当归、红花、枸杞子、醋香附、丹参、赤芍、蒺藜、谷精草、菊花、生地黄、茯神、黄芩、酸枣仁。14 剂,水煎服,每日 1 剂。西药仍予苯磺酸氨氯地平 5mg,每天 1 次降压。

2015 年 12 月 11 日二诊:诉服药二周后,自测血压维持在 130~140/80~90mmHg,头晕头痛症状明显减轻,腰膝酸软、乏力症状好转,睡眠好转,夜间可持续入睡 5 小时左右,纳食可。观其舌脉,舌质暗、苔薄白稍腻、脉沉细弦。辨证为肝肾亏虚阳亢、湿瘀互阻。于上方加陈皮、葛根理气化湿升清。14 剂,水煎服,每日 1 剂。西药仍予苯磺酸氨氯地平 5mg,每天 1 次,并嘱患者作息规律、注意休息、饮食清淡。

后随访 2 个月,患者心血压一直稳定,头晕、失眠症状基本消失,乏力、短气症状明显改善。平时自测血压维持在 120~130/80~85mmHg 之间。

按:围绝经期高血压病的病机特点为以肝肾阴阳失调、冲任气血失和为本,以痰浊、瘀血、气滞为标。本案患者女性,50 岁,已绝经,正值围绝经期,内分泌紊乱,自主神经功能失调,易产生情绪紧张、失眠等;围绝经期女性气阴两虚、冲任失和,故见腰膝酸软、时感乏力;平素脾虚不能运化水谷,痰浊内阻上扰清窍,故头晕、纳差;舌暗红、苔白腻,为痰瘀互阻之征。故以滋阴肝肾潜阳、化痰活血通脉为法。二诊时,加陈皮、葛根以运脾升清,并防痰湿内生。

三、从血浊谈胸痹心痛辨证治疗

"血浊"一词,首见于《灵枢·逆顺肥瘦》。该篇指出:"刺壮士真骨,坚肉缓节,监监然,此人重则气涩血浊。"张志聪注曰:"其人重浊,则气涩血浊。"此处"血浊",是指血液浑浊不清之意。随着现代中医对血液认识的不断深入,血液相关病证仅依靠"血虚""血瘀"两种证素去辨识,已较难完全涵盖心脑血管疾病的病理生理特征,且不能诠释其病因病机的特点,故"血浊"重新得到了关注。血浊是血液受各种因素影响而导致的"血失清纯"或"血的运行异常"的病理状态,并已应用于指导心脑血管病的辨证治疗。传统中医认为,心主血脉,血有"润养(养心)"与"化神(心神)"的作用,血之清纯被扰或血行异常,心脉与心神首受其伤,从而出现心血管系统的许多病症。心脏作为血液循环的泵血器官,对血流动力学和血液成分的变化尤为敏感。冠心病的发生与血脂、血糖代谢异常或血中各种代谢产物增多,即血液是否清纯密切相关,从"血浊"这一认识探讨治疗胸痹心痛的治疗,具有重要的临床意义。

1. 血浊的形成

《灵枢·营卫生会》云:"人受气于谷,谷入于胃,以传与肺,五脏六腑皆以受气,其清者为营,浊者为卫,营在脉中,卫在脉外……""营卫者,精气也,血者,神气也。"表明血的正常生成包括脾胃化生营阴、肺中吸入清气、心予神于血等几个环节。若"营阴秽浊不清""肺中清气不净"或"神志失于清明",血液化生过程必然会受到影响,导致血液失于清纯、血行异常,出现血浊的病理状态。若将三者产生的原因进行分类,可归结为"不良的生活方式""环境和空气污染"及"情志焦虑抑郁因素"这三个现代心血管病的致病因素。

2. 血浊与冠心病诸多致病因素相关

一般而言,痰、瘀、虚、毒是冠心病发生发展的基本病因病机。疾病早期以心气(阳)虚、痰瘀阻滞血脉为主,中晚期可发展为心气(阳)损伤、痰瘀毒闭阻心脉。血浊作为病因和病理学的概念,与导致冠心病的"痰""瘀""虚""毒"等致病因素密切相关。

(1)血浊与痰:朱丹溪认为:"浊主湿热,有痰、有虚。"痰为津液代谢异常所形成的病理产物。"津血同源",血与津液乃异名而同类。"浊邪"重而黏滞,秉湿邪之性。血浊日久不得清化,津液正常循行必然受到影响,乃聚而成痰,痰湿停聚不行又可反污于血,加重血浊的病理状态。

(2)血浊与虚:血者,正常流动在脉中,循于经脉而润养四肢百骸。血之清纯之性被扰,则其润养功能和运行能力必受影响。机体不得润养,则脏腑精气亏虚或聚而化浊,在心表现为心失所养,心气化生无源,久则可伤及心阳,出现心气虚、心阳虚的病理状态。

(3)血浊与血瘀:血瘀是血液成分及理化性质、运行特点改变的结果。血瘀形成的基本病理过程可概括为"瘀滞内结""血液离经""血液污秽"等三个方面,血浊发生发展和演变的过程与其均有关联:①血中秽浊积聚,久则变"稠"变"黏",进一步发展则阻塞脉道,形成"瘀血阻脉";②血浊亦可因虚因郁因热而致"气虚不摄"或"火热妄行",出现"血液离经";③血浊为血液失于清纯的病理状态,与"血液污秽"型瘀血相似相通。结合现代医学检查所见,依据疾病病程长短、病因、发病急缓和损伤或手术等不同因素,血瘀可分为急性血瘀、慢性血瘀和前血瘀(或称潜在血瘀,即临床尚未出现血瘀的症状,但血液循环和流变学检查已发现异常)。血浊则与前血瘀及慢性血瘀密切相关:一方面血浊发生时,可未表现出明显的血瘀征象,但现代血液相关理化检查可发现血液成分和循环状态的异常,符合前瘀血的概念;另一方面,若血浊不得清化,进一步发展则可向慢性血瘀发展演变,出现血脉凝涩甚或闭阻的病理改变。因此,血浊可视为血瘀的轻症或隐性、潜性病理状态。

(4)血浊与毒:传统中医学常将"浊"与"毒"并称为"浊毒",可见两者内在联系较为密切。传统中医的"毒"邪虽有广义和狭义之分,广义的毒邪包括各种致病的病邪,狭义的"毒"特指具有损伤、酷烈、败坏形质特征的致病因素和机体代谢积聚的病理代谢产物。目前一般所说的毒邪,多指后者。血浊的形成与脏腑气机升降功能失常有关,其病理表现为血液失于清纯或运行异常,与"毒"的指代具有一定的相似性和一致性。若比较两者的异同,可认为血浊为毒之轻者,其发生的初始阶段往往不具有毒邪致病的酷烈性和损伤性的特点,但进一步发展则可向毒邪转化。总之,血浊与痰、虚、瘀、毒的形成密切相关,为痰之重、瘀之中、毒之浅,且血浊又可与各种致病因素相互胶结,与痰、瘀、虚、毒相互转化,导致相关疾病的发生和演变。

3. 血浊污心

血浊不仅是中医的一种病理产物,也可认为是中医病因学的一个概念。血液作为人体重要的精微物质,可内循环于脏腑,外运行于经络肌腠。浊血可留滞于血脉之中,也可流行于全身。浊血留滞于心脉、浸淫心络,则可导致冠心病血脉瘀滞的发生发展。血浊初起,因浊血没有营养作用,临床可兼有"血虚"特点,不能润养心脉、化生心气、维系心阳,导致心气心阳亏虚。此时,心脉心血受邪尚轻尚浅,多表现为胸闷、胸痛、气短、乏力等心肺气虚或气滞的症状,舌脉之瘀血征象往往不甚明显。阳气主运血脉,若血浊继续发展,心气心阳亏虚加重,血液失去推动之力则易产生血瘀。津血同源,血运异常,津液也会异常凝聚,出现痰浊内蕴、痰瘀互结,久则化热蕴毒、损脉伤络,此时多是冠心病病情发展或恶化的病理阶段,患者往往心胸疼痛加重、病情恶化,多伴有舌质紫暗或紫绛,瘀斑、瘀点,脉沉细涩、结代等。总之,血浊可贯穿冠心病发生发展病理过程的始终,不仅是冠心病发病的病因,也可是导致冠心病病情恶化的病理产物。

4. 清化血浊治疗冠心病

在冠心病病情稳定阶段,清化血浊对控制疾病的发展和恶化具有重要意义。此时病邪尚轻尚浅,采用清化血浊之法,使血液恢复其清纯状态,可防止冠心病病情的恶化发展。冠心病表现为不稳定型心绞痛、急性心肌梗死时,其病理改变以血栓形成和组织损伤为主,中医病机涉及"痰瘀互结""血浊瘀毒互化""气虚""阳虚"等诸多方面,导致心脏血脉损伤,此时清化血浊,使浊化毒解,有助于减少毒邪对心肌和血脉的损伤。因此,"清化血浊"应为冠心病治疗的一个主要方法,对防止冠心病病情发展恶化具有重要意义。

血浊产生的病理基础可分为三个方面:①脾胃运化升降失常,导致清者不升,浊者不降,化生血的物质基础营阴之清纯被污;②肺肾气虚,不能正常宣降摄纳,肺无法吸入清气或吸入清气不净,肾不能纳藏清气以养元气肾精;③神智失于清静,使血不能蕴神藏神,失其轻清灵动。

对于冠心病血浊的治疗,应首先注重于"清",在脏腑辨证基础上,结合血浊的病理特点及相应的致病原因,注意以下几方面:①调理脾胃:以升"清"为主,包括补脾气(黄芪、党参)、温胃阳

（干姜、良姜）、清胃热（黄连、连翘）、化湿浊（藿香、佩兰、陈皮）等，用药因人、因病、因脾胃虚实的侧重而异，但治疗目的在于使脾胃健运而复其升清降浊之用，使脾胃化生的清纯"营阴"上注于肺、养心和脉。②摄纳肺肾：肺的吸入自然清气和肾的纳气相辅相成，当肺肾功能失常时，自然界中清气不得入血，则会引起血浊。为此，冠心病患者调理肺肾重在摄纳清气，使"清气得以入肺""清气得纳入血"，具体治疗方法包括宣降肺气（桔梗、杏仁）、补肾纳气（菟丝子、淫羊藿）两个方面。③宁心安神：心为君主之官，七情不畅、血浊不能养心，皆可导致心神不安、魂魄不宁等情志疾病，相当于现代医学的抑郁、焦虑等，使冠心病等心血管疾病发生的风险增加。因此，安神调志也是治疗冠心病血浊的一个重要治法。在化瘀清浊的基础上，适当配伍宁心安神的中药（如远志、石菖蒲、茯神），有助于提高疗效。

四、从气（阳）虚痰瘀互结谈胸痹心痛

汉代张仲景早在 2000 多年前的《金匮要略》中就用脉象概括胸痹心痛的病机为"阳微阴弦"，即胸中阳虚、痰饮痹阻胸阳，并创制"瓜蒌薤白类"系列方药，包括瓜蒌薤白白酒汤、瓜蒌薤白半夏汤、枳实薤白桂枝汤等，可知仲景是按照本虚（阳微）标实（痰饮、血瘀）立方。已故名老中医岳美中先生指出："胸痹多由上焦阳虚产生阴寒证候，寒凝气滞……寒凝在津液易成痰浊，在血则凝滞为瘀。"较好诠释了"阳微阴弦"形成的病因病机。

《金匮要略》中对胸痹心痛症状的描述，和现代冠心病的临床表现较为类似，其病因病机随着现代社会和经济的发展，和古代相比有了显著的变化。由于生活紧张和久食肥甘厚味，致使痰

湿蕴结于体内,且往往和污血浊血胶结一起,阻遏血脉,使不通则痛,进而发生胸痹心痛之患。临床单纯气虚血瘀或阳虚血瘀者已较为少见。

冠心病(胸痹心痛)的发生发展,以冠状动脉粥样硬化为基础。尽管冠心病的发病目前呈现逐渐年轻化的趋势,但仍多为中老年人发病,其中肥胖、高血压患者居多。肥人多气虚、痰湿,饮食不节多损伤脾胃,化生痰浊。因此,本病病机多表现为心气虚或阳虚、痰瘀互结。在此基础上,若痰瘀蕴结日久化热酿毒、伤脉损肌腐肉,则可致病情恶化,或发生心肌梗死、猝死等心血管病事件。根据传统中医"心脏"的病理生理特点和气行血行的认识,心气虚、阳虚应为胸痹心痛发生的基本因素,血脉瘀滞、聚而为痰为气不运血的病理产物,痰瘀蕴结、化热酿毒为病情恶化致变的关键环节。

《景岳全书》云:"凡人之气血犹源泉也,盛则流畅,少则壅滞。"心为君主之官,年老体衰、久病失养,或病邪克伐,心气(阳)失其端拱之性,不能正常发挥温煦推动作用,津液输布和血脉运行必然艰涩凝滞,诱发"不通则痛"之变。《金匮要略·胸痹心痛短气病脉证治第九》指出:"夫脉当取太过不及,阳微阴弦,即胸痹而痛,所以然者,责其极虚也。"可见胸痹心痛的病因病机关键在于心气(阳)虚不能温煦胸中,阴邪(瘀血、痰浊)乘至阳位,其病位在心脉,病邪为痰瘀互结。

心为君主之官,五行属火,主温运血脉运行。"脉为血之府",为血液运行的通道,血液为水谷精微入脉化赤而成。因此,心脉发生病变易出现痰浊、瘀血留滞致变。首先,"气不主脉、不行血"。心气虚,不能推动血液运行,水谷清气不能正常输布,则积滞脉道形成痰浊、血瘀。其次,"心不主血脉"。小肠受盛化物而成的"水谷精微"不能变化而赤为血，则精微物质聚于脉道形成"痰浊"。再者，"津血不濡脉"。精血津液滞留化生痰浊、阻滞脉道、壅滞成瘀。血瘀既成，有濡养作用的津血相对亏虚，又使脉道枯涸，血液运行艰涩，加重瘀血。因此，津液不利则为痰，血行不畅则为瘀，痰可致瘀，瘀可生痰，二者相互结滞，阻遏血脉，导致胸痹心痛。现代医学的葡萄糖、脂肪、蛋白质等营养物质，相当于传统中医所言的"精微物质"，如不能正常转化为能量为机体所用，则异常升高，变为痰浊，成为冠心病发生发展的主要危险因素。

心与小肠相表里，小肠吸收转输水谷精微至血脉，化为营血，输布周身。痰浊为阴邪，其性胶着黏滞，有"聚""稠""黏"之性，可致心气（阳）不能主血脉、运血行，精微不能输布，凝聚而为痰、为浊、为瘀。在冠心病病情稳定阶段，患者的痰浊、血瘀等表征可不明显，但舌脉的表征与血脂血糖水平、血液黏稠度等理化指标的变化相结合，可增加痰瘀互结证候轻重和疾病发生发展趋势辨识的可靠性和敏感性。

《读医随笔·气血精神论》云："津亦水谷所化，其浊者为血，清者为津，以润脏腑、肌肉、脉络，使气血得以周行而不滞者也。"这里的"浊"字，为厚、稠之意，也属于水谷精微，但指水谷精微中之稠厚者，不同于现代所说的污浊的浊。心气（阳）式微，"水谷精微"不能化赤为血，气不化精则化浊，即形成"痰浊""瘀血"。故《类证治裁·胸痹》云："胸痹，胸中阳微不运，久则阴乘阳位"。《世补斋医书·释饮》云："但有一毫阳气不到之处，即为水之所伏留。"此处"阴乘阳位"之"阴"，即为痰浊、瘀血。心阳损伤，水谷精微不能化赤为血，则生痰浊、瘀血：其轻者，可仅表现为"痰瘀"现代理化指标的变化，重者则阻塞脉道，表现为急性冠脉综合征的临床症状，如胸痛彻背、背痛彻心、喘息不得卧，即使静息也可发生严重胸痛等。

总之，"气虚痰瘀互结"是冠心病（胸痹心痛）的主要病机，临床辨证治疗应气虚、痰浊、瘀血三者兼顾。不同患者或疾病不同时期，三者可有不同的偏重。临床遣方用药既要注意外显的症状，又要注意现代理化指标的变化；既要注意气（阳）主运血脉，又要注意血以载气、津血同源、痰瘀互结从化。此外，临床冠心病（胸痹心痛）患者，病因亦不乏阴虚、血虚、气滞、寒凝等，但亦多兼痰浊血瘀，需细加辨识。

五、注重脾胃运化和气机升降治疗冠心病

冠心病属于中医"胸痹""心痛""真心痛"的范畴。《金匮要略》用脉象概括其病机为"阳微阴弦"，这里的阳微是指上焦阳虚、胸阳不振；"阴弦"是指阴寒内盛，寒饮内滞。上焦阳虚、寒饮留滞是胸痹发病不可分割的两个方面，此两方面都与脾胃的运化和气机升降直接相关。

《金匮要略》指出："胃气无余，朝食暮吐""血不足则胸中冷"。胃主受纳，脾主运化，脾胃健运，水谷精气上输于肺和呼吸自然之清气结合形成宗气，贯心脉以助血行。血液充沛，血含阳气，则胸中不寒。若脾胃亏虚，水谷不运，心血无源，胸阳无继，必致上焦阳虚。再者，水谷不化精则滞而为湿、停而为饮、聚而为痰，于是形成上焦阳虚、寒饮留滞的病理状态。痰饮的生成固然与肾阳的温煦、肺气的宣降、肝气的疏畅、三焦水道的通调有关，但其主要原因还在于脾胃失于运化。

仲景治疗胸痹，多采用宣通胸阳、散结化饮、理气和胃的方法。《金匮要略·胸痹心痛短气病脉证治第九》中治疗胸痹的药

物大致可分为两类：一是宣通胸阳、振奋中阳，以绝上焦阳虚和痰饮生成之源；二是散结化饮、理气和胃、调畅中焦气机的药物。若胸阳不振、痰饮结聚程度不甚，只表现为喘息、咳唾、胸痛，则治以瓜蒌薤白白酒汤宣阳化饮；若阴寒痰饮较盛、上焦阳虚不甚、寒饮欲上乘阳位，表现为"胸满，胁下逆抢心"，则治以枳实薤白桂枝汤或人参汤。前者通阳化饮、理气降逆，后者温补中焦、振奋中阳。若病情进一步发展、阴寒痰饮上乘阳位、阻于胸中，表现为胸痛彻背、喘息不得卧者，则治以瓜蒌薤白半夏汤宣痹通阳、散结化饮。若病情为阴寒痰饮凝结不散、胸阳遏闭不通，表现为胸痛彻背、背痛彻心者，则治应选用大辛大温的乌头赤石脂丸破阴通阳、散结化饮，或采用薏苡附子散温阳散寒化湿，以缓其急。

　　脾胃通连上焦下焦，是气机升降的枢纽，其气升则水谷精微上充心肺，降则后天之精以滋先天。脾胃升降有度有节，才能"上焦如雾""中焦如沤""下焦如渎"。若其升降失常，一可使气机阻滞、心络闭阻、瘀血内停；二可使水谷精微不化、酿生痰浊。痰浊和瘀血等病理产物可进一步阻遏气机、血脉，或者蕴郁日久、化生痰热、耗气伤阴，则可出现胸中痛热、烦躁、腹胀满、大便不通、苔厚腻或黄腻、舌质紫红而暗、瘀斑瘀点、脉弦滑等痰热壅遏、心脉瘀阻的表征。

　　冠心病心绞痛或心肌梗死的患者，无论是上焦阳虚、阴寒痰饮结聚，还是痰热闭阻、心脉不利，其临床病情的轻重都与痰浊结聚、血脉闭阻的程度有关。临床通过舌苔观察冠心病患者病情变化，急性期患者舌苔多为白腻、灰腻、白腻而厚，或黄腻而厚，或燥。经过合理治疗，若患者的舌苔逐渐变为薄白苔，则病情多缓解或向愈；若患者舌苔厚腻不化，病情多持续加重或恶化，预后不良。

　　尽管冠心病也有年轻人发病，但大多发生在年过40岁的人身上,长期饮酒、喜食膏粱厚味、体型肥胖者发病率明显较高。许多患者平时即有咳嗽、咳痰、胸闷短气、动则气喘汗出、纳呆便溏等脾胃虚弱、湿浊内滞的表现。急性发病多为寒饮结聚较甚,阳气骤闭所致。急性期过后,患者又多出现脾胃本虚的症状。老年冠心病,不典型心绞痛发作者较多,发病时部分患者可以脾胃亏虚或不和的症状如胃中嘈杂、呕恶,心下痞闷,或者满痛为主要表现,胸痛、胸闷反而不十分明显。即使是痰热结聚、气机壅滞、心脉闭阻的患者,发病前和痰热清化后,也大都有脾胃失和、运化失常的症状,但和阴寒痰饮结聚不同的是:寒饮易伤阳气,温散后脾胃症状以阳气虚为主;痰热易伤津耗阴,清化后在表现为脾胃气虚的同时,还多伴有阴津耗伤的症状,如口干渴、心烦不眠,舌红苔少有裂纹等。由此可见,脾胃不和、升降异常这个病理机制,在冠心病发病和演变的过程中具有重要作用。

“通则不痛,痛则不通”。人们往往据此采用辛温宣通、活血化瘀的方法治疗冠心病,但临床也常常见到愈通正气愈虚,疼痛暂时缓解,发作逐渐频繁的患者。究其原因,没有注意脾胃这个“本”是一个重要的方面。在补脾运脾基础上,通阳活血化瘀,才可收到较为满意疗效。脾胃为气血生化之源,其气上通于心,或虚或实,或寒或热都能影响心脉的运行。目前从脾胃治疗冠心病,归纳起来有如下几种方法:①甘温益气、活血化瘀,方用人参养营汤加活血化瘀药丹参、赤芍、红花、川芎等,适用于脾肺气虚、心脉瘀阻者;②益气养阴、活血化瘀,方用生脉散加活血化瘀药,适用于气阴两虚、心脉瘀阻者;③益气健脾、化痰祛湿、活血化瘀,用香砂六君子汤加活血化瘀药,适用于脾虚痰湿内阻、心脉不利者;④温运中阳、活血化瘀,用理中汤或附子理中汤加活血化瘀药,适用于中焦阳虚不运、痰饮内滞、心脉瘀阻者;⑤清热化痰、理气活血,用小陷胸汤合温胆汤加活血化瘀药,适用于痰热结于心下,气机痞塞、血脉不利者;⑥清热通腑、活血化瘀,用温胆汤配伍大黄、瓜蒌仁,加活血化瘀药,适用于痰热结聚、腑气不通者;⑦通阳化痰、活血化瘀。用瓜蒌薤白半夏汤或枳实薤白桂枝汤加活血化瘀药,适用于痰浊阻遏阳气、心脉瘀阻者。

总之,脾胃居于中州,为"五脏真气之源",其气上通于心,心气源于脾胃。脾胃健运、升降有度,水谷才可得以运化精微而不酿生痰湿,上焦阳气才可充养以鼓血脉运行。所以治疗冠心病时,不仅要辛温宣通、活血化瘀,还要时刻注意脾胃的运化和气机的升降。

六、冠心病不同类型和阶段的治疗方法

冠心病心绞痛是因心肌暂时缺血、缺氧引起的以发作性心前区不适为主要表现的一组临床综合征,通常见于冠状动脉至少1支或主要分支动脉管腔直径狭窄大于50%的患者;也有部分患者主要冠状动脉没有狭窄,仅有心肌微循环的改变。体力活动或精神应激时,心肌组织血氧供应不能满足其代谢的需要,导致心肌缺血心绞痛发生。中医根据冠心临床症状,将其归属于"胸痹""心痛"的范畴,症状严重者归于"真心痛""厥心痛"的范畴。

《素问·痹论》指出:"心痹者,脉不通。"概括了心痹的基本病机为"脉不通",不通则痛。《金匮要略·胸痹心痛短气病脉证治第九》将"胸痹"的临床症状总结为胸中气塞、胸痛彻背、背痛彻心、短气等,认为其病机关键为"阳微阴弦",即胸中"阳气"亏虚,阴寒痰浊上乘阳位,痹阻心脉,并创制系列瓜蒌薤白剂用于临床,至今仍为临床普遍应用。后世医家对胸痹病因病机的认

识皆不断有所发展：明代虞抟《医学正传·胃脘痛》认为本病与"污血冲心"有关；清代叶天士强调久病入络，主张用活血通络法治疗胸痹心痛；王清任倡导胸府血瘀，创制血府逐瘀汤治疗胸痹心痛。

1. 心绞痛发作期治疗

心绞痛发作是心肌缺血缺氧的表现，及时改善心肌缺血缺氧是缓解疼痛的关键。疼痛发作时中医的基本病机为心脉闭阻、不通则痛，以标实为主。心脉不通的病因可有气滞、血瘀、寒凝、热结、痰阻等的不同，但血脉遇温则通、遇寒则凝，无论何种病因，疼痛发作时治疗皆应以芳香温通、行气活血、开窍通络为法，以达通则不痛的目的。温通血脉药多选用芳香温通之品，其气味芳香、性辛温善行，既有通脉宣痹之力，又有快速缓解疼痛之用。现代许多芳香温通的中成药如苏合香丸、苏冰滴丸、冠心苏合丸、速效救心丸、宽胸丸、宽胸气雾剂等，皆可在心绞痛发作时含服或舌下喷雾应用，有快速缓解血管痉挛、增加冠状动脉血流量、改善心肌血供之效。但芳香温通药多辛散走窜，应中病即止，疼痛不发作时多不宜应用，以免散气耗阴。若平素气阴两虚或阳虚的患者，应在疼痛缓解后及时配伍应用补心气、养心阴药物，以通脉而不伤正。此外，在芳香温通的基础上，可适当配伍疏肝理气之品，如降香、柴胡、香附、枳壳、川芎等调理气机，以使气行血行，加强缓解疼痛的作用。

2. 心绞痛缓解期治疗

冠心病缓解期的病机多为本虚标实。虚者，心之气血阴阳不足或肝、脾、肾脏腑亏损；实者仍为气滞、血瘀、寒凝、热结、痰阻等。冠心病缓解期的治疗不外乎补虚与通痹两法。补虚应在补元气、补心气和滋补阴血的同时，辨气血阴阳以定性，分肝脾肾脏腑以定位；通痹则当芳香温通、宣痹通阳、活血化瘀、通络止痛，辨其寒热属性、瘀滞轻重和病位的深浅，或活血、或化瘀、或通络、或宣痹化痰。补虚通痹的目的皆在于使心气、宗气主血脉运行、宣通血脉痹阻。由于本病多为终生疾病，病程日久，在疾病发展过程中常存在阳损及阴、阴损及阳、寒热错杂的病理机制：既可因虚致心脉痹阻，也可因血瘀、气滞、痰阻、寒凝、热结等损伤正气，最终导致虚实并存。心绞痛缓解期临床常见的中医证型有血脉瘀滞、痰浊痹阻、气虚血瘀，以及久病耗气伤阴导致的气阴两虚、心肾阴虚兼有痰阻血瘀等。因此，临床遣方用药当通中寓补、补中有通，以使气血冲和、血脉调畅为要。

3. 不稳定型心绞痛中医治疗

不稳定型心绞痛是介于稳定型心绞痛和急性心肌梗死之间的一种病情较为严重的临床状态，和稳定型心绞痛相比，不稳定型心绞痛具有疼痛程度严重、持续时间长、硝酸酯类药物疗效差、易发展为急性心肌梗死或发生猝死的特点。结合不稳定型心绞痛的临床表现及病理变化，中医认为其多有瘀血凝结、久病入络、心脉瘀阻的病机，血瘀程度多较稳定型心绞痛严重。由于患者素体禀赋差异，不稳定型心绞痛患者临床可表现出血脉瘀滞、气虚血瘀、阳虚血瘀及痰瘀互阻等的不同。临床治疗除注意一般心绞痛辨证治疗外，还要注意以下几方面：①温阳重在心肾、活血不忘祛瘀。不稳定型心绞痛的病机特点是阳虚与血瘀程度皆较严重，中医治疗应注重温阳以通血脉。疼痛发作时治以芳香温通、活血止痛为主，药用桂枝、荜茇、高良姜、川芎、附子等，使阴寒散、阳气复、心脉调畅，心痛自可缓解；不稳定型心绞痛疼痛缓解后，治疗应偏于辛温柔润、活血散结为主，药用丹参、赤芍、当归、川芎、莪术、蒲黄等。②病证结合，谨察虚实。不同类型的不稳定型心绞痛患者,有各自不同的病机。如初发劳力性心绞痛多以标实为主,应重用活血化瘀药,适当配伍破血逐瘀药如莪术、桃仁、水蛭等可提高疗效;恶化劳力性心绞痛因患病时间较长,往往由劳力性心绞痛发展而来,与中医"久心痛"类似,应攻补兼施,采用益心气、补元气、升宗气、活血祛瘀为法,药用黄芪、人参、桔梗、葛根、香附等配伍活血化瘀药丹参、赤芍、川芎等,且活血化瘀药量宜小;自发型心绞痛与增加心肌耗氧的因素无明显的关系,以夜间及凌晨发作为多见,应重在温阳散寒、活血祛瘀,药用大剂量桂枝、薤白、良姜等,配伍活血化瘀药。对于伴有心功能不全的心绞痛患者,可在大剂黄芪、人参、红景天补益心气的基础上,佐以活血利水药,如丹参、川芎、益母草和玉米须、茯苓、赤小豆等,多可收到较好疗效。

七、冠心病的中医治法与经验方药

历代医家多认为冠心病胸痹心痛的病因病机是本虚标实,上焦阳气不足,中焦阴寒(痰饮)上乘。在此基础上,结合脏腑辨证和气血辨证,可将冠心病心绞痛的病因病机概括为心气(阳)不足,寒凝、气滞、痰浊、瘀血阻滞血脉。冠心病患者多因劳累、寒冷诱发心绞痛,动则耗气、寒则伤阳,因此,心气(阳)不能温运血脉总是其病机的一个重要方面。冠状动脉粥样硬化斑块破裂、出血引起的血栓形成、血管闭塞、血管痉挛、微循环功能障碍等病理变化是冠心病发生发展的病理基础。在此病理过程中,脂质沉积可认为属于中医的痰浊;血小板活化、血栓形成、血管闭塞、微循环功能障碍可认为属于血瘀;血管痉挛可认为是寒凝血脉和肝风内动、逆窜经脉;动脉粥样硬化斑块糜烂、破裂,炎性反应和组织坏死等,可认为属于痰瘀互结、蕴而化热酿毒、损肌伤脉。针对上述病理改变和中医病机认识,临床相应的具体治疗方法如下,同时附上个人的经验方和一个验案,以供参考。

1.治疗方法

(1)益气托腐生肌:临床常见一些冠心病心绞痛患者,冠状动脉三支皆有严重狭窄和弥漫性病变,不能采用经皮冠状动脉介入治疗(PCI)或冠状动脉搭桥术(CABG)治疗,或经 PCI 或 CABG 治疗后冠脉血管再次发生严重狭窄,只能采取内科药物保守治疗,以减少心肌耗氧、抑制动脉粥样硬化斑块发展,促进心肌组织毛细血管新生和侧支循环开放,增加心肌血液灌注。

传统中医的益气托腐生肌法,是外科疮疡类疾病的常用治法之一,其不仅可促进新生肉芽组织的增长,还能促进血管的新生。临床治疗严重的冠心病心绞痛患者,可采用益气托腐生肌法增加冠状动脉毛细血管新生,改善缺血损伤心肌组织的修复,促进冠状动脉侧支循环的建立。黄芪,尤其是生黄芪为外科托腐生肌的代表药物,用于内科心肌组织缺血损伤亦有可靠的作用。《本草备要》记载,黄芪可"益气、生血、生肌"。《本经疏证》言:"黄芪一源三派,浚三焦之根,利营卫之气,故凡营卫间阻滞,无不尽通,所谓源清流自洁者也。"可见黄芪除有补气功效外,亦有调和血脉、脱毒化腐生肌的作用。临床治疗严重冠心病心绞痛,脉沉微或沉细,舌体淡胖、质暗者,可重用生黄芪至 30g 以上,气虚严重者可用至 90g~120g 以上,一方面托腐生肌,一方面大补胸中阳气,以主血脉运血行,往往可有较好疗效。

(2)益气调气、荣脉活血:血脉瘀滞、不通则痛,是冠心病心绞痛发生的基本的病机,因此活血化瘀成为半个多世纪以来中医临床治疗心绞痛最为主要的方法。因气为阳,血为阴,气为血帅,临床中医多认为益气或理气即可推动血行。其实,血液的正常运行,是气、血、脉三者功能正常、相互作用的结果。血为气母、血以载气,血液运行正常,气机才可疏畅调达、升降有度,营气才能运行脉中以营养脏腑器官。因此,临床治疗冠心病心绞痛患者,气虚为主者,应补气和养血活血药配伍,重用补气药黄芪、人参、红景天、灵芝等,适当配伍当归、丹参、赤芍、银杏等以促进气血相互化生、荣养血脉运行;气滞为主者,应理气和活血化瘀,甚至破血化瘀药相伍,重用活血化瘀药,如丹参、川芎、水蛭、莪术、三七等以调畅血脉,适当配伍理气药,如香附、枳壳、柴胡等调理气机。此外,脉为血之府,为气和血运行依附的载体和通路,气血交汇于脉,脉舒张收缩有节,才可调和气血运行,故益气活血、理气活血的同时,要注意舒脉和荣脉,适当配伍僵蚕、当归尾、鸡血藤、天麻、蒺藜、地龙等养血活血通络药。

(3)豁化痰浊、通阳宣痹:阴寒痰浊闭阻胸阳,为"胸痹"常见的病机。动脉内膜脂质沉积是动脉粥样斑块形成的主要原因,斑块的稳定与纤维帽的厚薄和斑块含有脂质成分的多少密切相关。脂质沉积和现代中医的痰浊较为相似。瓜蒌、薤白配伍不但可宣痹通阳,还可豁痰散结化浊。其中瓜蒌善宽胸化痰散结、宣痹通阳,临床治疗胸痹心痛可重用至 30g 以上。大便干者,用瓜蒌实;偏干者,用全瓜蒌;大便正常或偏稀薄者,用瓜蒌皮,再加炒白术、炒薏苡仁运脾燥湿。瓜蒌皮尤善宽胸行气散结,合并胸胁胀痛者应用瓜蒌皮,不应用瓜蒌实或全瓜蒌。薤白,辛温而通,善通胸阳、散凝寒结滞,临床亦可用至 30g 以上。瓜蒌、薤白的配伍,切合于痰湿闭阻胸阳的患者,临床以胸闷窒息而痛、舌体胖大、苔滑腻,脉弦滑或沉弦有力为主要特征。胸痛重彻背、不得卧,痰浊结滞甚者,加辛温苦降的半夏,增强瓜蒌、薤白宣痹化痰的作用;痰湿重,舌体胖大,苔腻者,加苍术、藿香、厚朴、陈皮等醒脾化湿之品,使脾运痰湿无由所生。临床需要注意的是此类方药多辛燥温散,无痰湿内滞、胸阳痹阻者,用之易伤阴耗气,故脉虚弱或细弱、舌苔少、舌体瘦小而质红的患者,应慎用或禁用。

2. 治疗冠心病经验方

（1）气虚血瘀经验方：劳力性心绞痛,又称为冠心病稳定型心绞痛,多数患者以运动劳累时发作胸闷、胸痛为主症,此类患者多以气虚血瘀为主要病机,治疗应以益气为主,辅以活血化瘀。经验方如下：黄芪、人参（或西洋参）、赤芍、丹参、川芎、红花、淫羊藿、山茱萸、陈皮、葛根、香附。方中黄芪、人参（或西洋参）宗气、元气并补。舌苔稍腻者用白人参,口干微渴者用西洋参;淫羊藿、山茱萸温补肾阳,加强人参、黄芪宗气、元气并补的效用;赤芍、丹参、川芎、红花活血化瘀止痛;陈皮理气醒脾、斡旋中焦气机,防止补气壅滞;香附疏肝理气;葛根升举清阳。诸药合用,以奏宗气、元气并补,活血通脉之效。

（2）痰瘀互结化热经验方：冠心病心绞痛痰瘀胶结、日久不化,蕴而化热,在不稳定型心绞痛患者中较为多见,患者常表现为舌体胖大、舌质紫暗,伴瘀斑、瘀点,舌苔黄腻,或厚腻,或黄燥等,治应活血祛瘀、化痰清热。经验方如下：瓜蒌、薤白、半夏、丹参、陈皮、川芎、赤芍、桃仁、黄连、熟大黄。方中瓜蒌、薤白、半夏、陈皮、黄连相伍,辛开苦降、宣痹化痰通阳;丹参、川芎、赤芍、桃仁、熟大黄活血化瘀,使瘀祛气行、痰浊易化,痹开而血脉易和。其中桃仁、熟大黄兼有润肠通便作用,脾虚大便溏薄者慎用。此外,黄连和熟大黄,还可清化热毒。诸药合用,共奏宣痹化痰、祛瘀解毒之效。

验案举隅

陈某,男,59 岁,2014 年 5 月 13 日初诊。主诉冠心病心绞痛病史 3 年。平素口服阿司匹林肠溶片、酒石酸美托洛尔缓释片、单硝酸异山梨酯片及辛伐他汀片治疗。常因劳累、天气变化感心前区憋闷不适，含硝酸甘油片 3 分钟内可缓解。2010 年 11 月 6 日凌晨突感心胸憋闷、乏力、汗出，于当地医院急诊冠状动脉造影示："左前降支中段狭窄 70%~80%，右回旋支、左回旋支狭窄 50%~70%"，采用内科保守治疗，病情缓解后出院。出院后常因劳累、活动诱发胸闷心慌，遂于 2014 年 5 月 13 日到我院门诊，症见气短、乏力、怕冷、纳呆、大便稍稀、口唇暗，舌体胖、质暗，苔白厚腻，舌根稍黄，舌下静脉曲张，脉沉细弦。诊断为"胸痹心痛"，辨证为"气虚痰瘀互阻"。治以益气活血化痰、佐以清透郁热为法。方药：生黄芪、红景天、瓜蒌皮、薤白、半夏、藿香、川芎、红花、丹参、赤芍、炒白术、黄连，14 剂，水煎服，每日 1 剂。

2014 年 5 月 27 日二诊：舌脉同上，守方治疗。

2014 年 6 月 10 日三诊：患者诉服药后近 1 个月以来心绞痛发作次数明显减少，气短、乏力明显好转，大便正常，舌体胖、质暗，苔薄白稍腻，脉沉细弦，辨证为气虚血瘀。上方去宣通辛散的瓜蒌、薤白、藿香，加陈皮、葛根理气运脾升清。患者服药 2 个月后随诊，诉病情稳定，心绞痛未再发，乏力、短气症状明显改善。此后，嘱患者坚持西医常规治疗，在此基础上于季节变化或病情变化时结合中药治疗。随访至今，患者病情一直稳定。

按：本案患者平素心气心阳不足、脾气虚弱、痰浊阴邪上乘阳位、邪正相搏、胸阳闭阻，引起心前区不适、胸闷等。除心阳不足、脾气虚弱外，患者尚有舌质暗、舌根苔黄腻、舌下静脉曲张等痰瘀互阻化热之象，故治以益气活血化痰、清透郁热为法。三诊时因痰湿去其大半，故去瓜蒌、薤白、藿香等辛燥宣散之品。"脾乃生痰之源"，故同时加陈皮、葛根与原方中白术配伍以理气健脾、化湿升清。此外,因冠心病心绞痛为慢性终生病,需坚持长期二级预防治疗,因服用中药汤剂患者不方便,故嘱患者在西医常规治疗基础上,于季节变化或病情变化时结合中药治疗以稳固病情。

八、急性心肌梗死舌象变化与治疗方法

急性心肌梗死(acute myocardial infarction,AMI)是在冠状动脉粥样硬化基础上,斑块糜烂、破裂、出血、血栓形成或冠状动脉持续痉挛等引起冠状动脉急性闭塞,导致冠状动脉血流中断或急剧减少,使相应心肌组织发生持续严重急性缺血,导致心肌组织缺血性坏死的一种急性冠状动脉综合征。尽管近年来急性心肌梗死的血运重建包括急诊溶栓、介入性治疗和二级预防包括强化降脂、抗血小板等,显著降低了AMI住院的病死率、改善了患者临床结局,但其仍为心血管病死亡的主要原因。如何进一步改善患者预后,仍是心血管病防治领域面临的一个严峻挑战。

AMI和心绞痛的基本病理改变区别是有无心肌组织坏死和系统炎症修复过程导致的急慢性心室重构。AMI的病理改变包括心肌组织大片局灶性凝固性坏死,心肌间质充血、水肿伴有大量炎症细胞浸润,坏死心肌纤维组织逐渐溶解吸收、形成肌溶灶,随后逐渐出现肉芽组织形成。心绞痛仅有一过性心肌缺血,没有心肌组织坏死和炎症修复的病理过程。

AMI属于中医"真心痛""厥心痛"或"卒心痛"的范畴,和一般胸痹心痛的临床症状明显不同,多表现为突发心胸剧痛、持续不能缓解,伴有汗出、面色苍白、口唇发绀、肢冷,甚则"手足青至节",脉微细或结代等。AMI中医病因病机和心绞痛相比,有如下突出特点：①邪实和本虚皆重，且易发生阳气虚脱之变；②瘀毒、痰浊蕴毒损伤血脉、腐肌蚀肉；③急性期后，病机气虚、阳虚为主，留有血脉瘀毒和痰瘀互结蕴毒。

1. 急性心肌梗死舌象变化

AMI 患者急性期临床多有舌苔黄腻、灰腻而厚，或垢腻，严重者可黄厚或灰黑厚而燥，大便秘结，口气秽臭，胸痛剧烈、舌质紫暗或红绛等。苔黄厚腻、灰黑厚腻、垢腻或燥为痰浊内滞、郁而化热，兼有伤阴伤津；大便秘结、口气秽臭为秽浊内结、蕴而化热伤津；舌质紫暗或绛红，不同于舌质暗、瘀点瘀斑，为血瘀蕴热酿毒、瘀毒内结。舌为心之苗，舌苔乃胃气上腾而成。胃为多气多血之腑，受纳水谷，也受纳五脏六腑和六气病邪。因此，观察舌象结合临床主要症状，可知 AMI 的中医病机多为在正虚基础上兼有痰浊瘀血胶结、蕴热酿毒、腐肌伤肉。此外，舌象的变化可反映 AMI 中医病机寒化热化和疾病的转归，寒化者，多为舌质淡紫或发绀，舌苔白腻或厚而水滑，甚至苔色灰暗或黑而滑；热化患者，则舌质由暗转紫红或绛红，舌苔由白转黄，甚而黄厚腻或黄燥、黑燥。舌苔由厚转薄，舌质由紫暗和绛红转为暗红或淡红者，病情为趋于平稳和向愈；舌苔由薄转厚，舌质由暗红转为紫暗或绛者，病情为恶化。

2. 祛瘀化浊、清热透毒

目前中医临床治疗 AMI，多用益气活血、宣痹通阳、祛痰化浊等相关方药，但对如何清化血脉瘀毒、浊毒重视不足，殊不知在 AMI 的发病过程中，唯毒邪最能损伤心肌组织。"毒"作为 AMI 致病的某阶段的一个主要病因，具有兼夹性和依附性的特点，常依附于瘀血、痰浊而致病，且善耗气伤阴、损伤正气。瘀血、痰浊阻滞，日久不化，蕴积为毒，则致心肌组织损伤坏死。

"虚""瘀""浊""毒"在疾病发生发展过程中相互影响、互为因果。AMI 的中医治疗,除采用益气、活血之法以外,还应注重清化或透解血脉内蕴之毒邪,血脉内蕴之毒邪的临床表现为口唇、舌质紫暗,胸痛剧烈等。此时临床治疗以活血散血化毒为主,药用赤芍、川芎、丹参、红花、黄连、熟大黄等。《神农本草经》言大黄可"下瘀血……推陈致新",能清血中热毒。朱丹溪言其"熟则解诸疮毒"。大黄用于治疗 AMI,不但可破瘀血、通心脉,还可以消解瘀毒,其中热毒者用之较宜,寒毒、湿毒亦可仿大黄附子细辛汤、薏仁附子散之意,通过配伍,去其苦寒之性,存其活血解毒之用,以清化血脉邪毒。大黄入汤药应可与他药同煎,不后下,或用熟大黄。后下则解毒化瘀之力较弱,反易泻下耗伤正气;黄连,入心经,苦寒清热燥湿,善清心经热毒。两者与活血化瘀药相伍,可奏清化心脉血分瘀毒、浊毒之效。

热毒内结、腑气不通,症见舌苔黄腻而厚、大便秘结、口中气味秽臭者,治以祛瘀化浊、通腑解毒,药用大黄、黄连、虎杖、瓜蒌、桃仁等;浊毒内结,症见舌苔厚腻、脘腹胀满,甚至伴恶心呕吐,脉弦滑者,治以祛痰化浊、燥湿解毒,药用大黄、黄连、藿香、半夏、陈皮等;寒毒内结,症见胸背恶寒、四肢厥冷、面色苍白、舌淡暗而紫者,治以温脉祛瘀、散寒解毒,药用桂枝、丹参、川芎、赤芍、荜茇、高良姜、人工麝香等。值得注意的是,AMI 的"毒"邪和外感邪毒不同,而是深伏血脉的毒邪,为瘀血、痰浊阻滞日久、蕴结化生的毒邪,为和瘀血、痰浊胶结一起损伤心脉的毒邪。因此,清化血脉或心脉毒邪,应注重活血散血、蠲痰化浊、偏于温散透毒,不宜苦寒太过,以免寒遏血脉、滋生湿浊,使邪毒郁结更甚。

金银花为传统辛凉解表药物,味辛性凉质轻,入心、小肠经,清热解毒力专,善清痈肿疮毒,但量轻则力轻而走表,若欲其入里,则应重用,临床可用至 30g 以上,和活血化瘀药配伍,以解血分热毒。近代中医名方四妙勇安汤重用金银花,配伍玄参、当归、生甘草,用于治疗血栓闭塞性脉管炎、肢体溃烂,疗效颇佳。金银花和活血化瘀药相合,可使瘀热毒清,有透散而不敛邪之用,可减轻瘀毒、浊毒对心肌的损伤,限制心肌梗死的延展,改善心室重构,可望改善 AMI 预后。其他如连翘、紫花地丁、黄芩、生薏苡仁等,亦可随证加减应用。

3. 祛瘀化腐生肌

在祛瘀毒、浊毒的基础上,适时配伍祛瘀生肌药,对促进心肌梗死的心肌组织修复和改善预后有一定作用。中医外科常用祛腐生肌法治疗痈肿疮毒,内科也可将此法应用于组织缺血坏死的治疗。机体内外相应,内外治疗基本一理,只是古人由于科学技术水平的限制,不能观察到机体内在的病理变化,对人体内脏组织坏死的病因病机认识不足。祛瘀化腐是去除瘀毒、浊毒所致的坏死物质和病理产物,AMI 在辨证治疗的基础上配伍祛瘀化腐生肌药,可有如下几方面效用:①修复坏死心肌周边缺血损伤的心肌组织;②促进缺血区域毛细血管侧支循环的形成、改善组织供血;③促进顿抑心肌和冬眠心肌的恢复,改善心肌组织重构,保护心功能。临床常用的祛腐生肌药有三七、血竭、酒大黄、生黄芪等,其中血竭善治"诸疮久不合者",可以"止痛生肌";"三七能化腐生新……化瘀血而不伤新血";黄芪善益气托毒、化腐生肌。气虚症状明显的患者,可重用生黄芪与红景天、赤灵芝等配伍,以增强益气托毒生肌之力。

4. 通腑泻浊和胃

AMI 患者心脉骤然闭塞、心气骤然虚羸,同时多伴脾失健运、胃失和降,秽浊郁毒内滞,表现为便秘结或排便困难。人便不畅、排便用力又会加重心脏负荷,诱发心肌缺血,加重病情,甚至诱发猝死。所以,保持大便通畅、泻下秽浊蕴毒,是 AMI 患者中医治疗的重要环节。治疗 AMI 患者的便秘,首先要详辨虚实。实证患者发病前常过食肥甘厚味,素有肠胃积热郁毒,表现为腹部胀满、大便干或干结、口气秽臭、舌苔厚腻垢浊,可用调胃承气汤、小承气汤甚或大承气汤泻热通便;虚证患者多表现为虽多日不大便,但大便并不十分干结,甚或稀薄,且多无明显腹部胀满的症状,舌苔多为薄白或白腻,或苔少,舌体胖大,舌淡暗,此时治疗当分清气血阴阳的偏虚。阴虚者,治以滋阴养血通便,药用当归、瓜蒌仁、杏仁、生地黄、火麻仁等;气虚阳虚者,治以益气温阳、润肠通便,药用生黄芪、肉苁蓉、当归等。需要指出的是,即使虚证患者,亦可配伍熟大黄通便,同时取其泻下蕴毒之效,但泻下时应注意通便有度、中病即止,勿攻伐太过。

5. 缓解期注重益气扶正

AMI 缓解期,多数患者可出现心功能障碍、心室壁节段性运动异常,甚或心力衰竭,少部分患者可有室壁瘤形成。此时患者多表现为正虚邪却,虚主在气虚、阳虚,留邪主在瘀毒和浊毒。辨证治疗应以益气温阳为主,兼活血清化瘀毒、浊毒和祛瘀生新。补气不但要补心气、补宗气,还要注意补肾气、补元气,可选用生黄芪、人参、淫羊藿、巴戟天、山茱萸等配伍。生黄芪补肺气、宗气,人参补心气、元气,淫羊藿、山茱萸补肾气、元气。祛瘀生新可选用三七、血竭,并结合其他活血化瘀药。笔者常用方如下:红参(有热象者用白人参或西洋参)、生黄芪、巴戟天、山茱萸、当归、丹参、赤芍、川芎、黄连,配伍三七粉、血竭研末冲服。诸药合用,临床多可收到较好效果。此处在益气温阳、活血生肌的基础上,配伍黄连而不用熟大黄,是取黄连清透心经郁热余毒的功效,而恐大黄泻下伤正。此外,部分患者表现为梗死后心绞痛反复发作,此类患者应在补气的基础上重用活血化瘀、通络止痛,效果不明显者,可适当配伍活血破血药如莪术、水蛭、地龙等;若静息或夜间反复发作心绞痛,可配伍僵蚕、全蝎、蒺藜、天麻等活血通络止痉。在此基础上,或佐以温通、或佐以解毒、或佐以化浊,因病机不同,适当配伍不同药物,以宣通心脉、祛瘀生新、修复缺血心肌损伤。

总之,AMI 为临床急危重病,治疗时应在西医血运重建、抗血小板活化、调节脂质代谢等药物治疗的基础上,明辨气血阴阳虚实的不同,区分病情的轻重缓急,注重"毒"邪致病善于腐肌伤肉的特点,以益气温阳扶正和活血化瘀通脉为主,结合化毒、生肌、通腑、泻浊等方法辨证论治,对防止疾病恶化有积极的作用。

九、介入治疗后冠心病的中医治疗

经皮冠状动脉介入治疗(PCI),是目前冠心病冠状动脉严重狭窄或急性闭塞的主要治疗方法,有迅速改善心肌组织供血之效。目前我国每年进行 PCI 治疗的冠心病患者达 120 万人以上,PCI 后冠心病成为一个新的庞大的冠心病人群。冠心病 PCI 治疗改变了冠脉局部血管的几何构型,改善了局部血管的血流,但人体产生动脉粥样硬化病变的病理基础和非介入治疗血管的病变仍然存在。和没有进行 PCI 治疗的冠心病患者相比,PCI 后患者又发生了球囊支架扩张损伤冠状动脉内膜后的一系列急慢性炎症修复反应,包括炎性细胞浸润、血管平滑肌细胞增生迁移、血小板活化、血栓形成等。血栓形成是导致冠状动脉介入后患者发生急性血栓事件的主要原因;血管平滑肌细胞增生迁移是冠状动脉再狭窄形成的主要病理改变。尽管新一代药物涂层支架、生物降解支架和药物球囊的应用,以及强化抗凝、抗血小板和调节脂质代谢进行冠心病 PCI 后二级预防是冠心病现代主要的治疗措施,但冠心病介入后心血管事件的发生率每年仍在 10% 以上,再狭窄的发生率仍在 5% 左右,这成为冠心病防治领域普遍关注的问题。药物涂层支架的应用,虽然显著减少了再狭窄的发生率,但其在抑制血管平滑肌细胞增生的同时也抑制了血管内皮细胞的迁移生长,使血管内皮细胞覆盖支架延迟或难以覆盖,内皮下胶原组织暴露于血液诱发血栓形成和刺激血管平滑肌增生,严重影响了支架治疗的效果。如何进一步改善介入后冠心病患者的预后,仍为目前冠心病防治领域普遍关注的问题。

1. 介入后冠心病的中医病机

冠心病 PCI 后血管内膜过度炎症反应修复,结缔组织和平滑肌细胞迁移增生的中医病机特点可包括如下方面:①阳和气虚损。局部痰瘀互结(血管狭窄)虽然得到减轻,但主血脉的"气虚""阳虚"病机没有改善甚或加重,许多患者介入后胸闷、气短、乏力的症状更为突出,甚至出现气不主血的血液运行迟缓,表现为微循环功能障碍。②痰和瘀胶结。脉者,血之府,气血之通道。介入治疗扩张血管,并没有使心脉瘀去痰化,而是血脉局部痰瘀有重复胶结更甚之势,且未有干预血管互结的痰瘀仍然存在。③痰瘀酿热化毒。血管局部损伤后,引起系列炎症反应,可使局部胶结痰瘀弥漫和拓展,或加重未干预血管病变的痰瘀胶结,酿热化毒,损伤血脉,使血管再阻塞和心肌组织损伤、病情恶化的风险增加。

《医林改错》云:"元气既虚,必不能达于血管,血管无力,血液在血管中运行势必迟缓乃至滞阻。"《温热经纬·方论》云:"络伤则血不能循行……其伤处即瘀阻,阻久而蓄积,无阳气以化之,乃成死血矣。"总之,冠心病 PCI 后血管病变的异常修复是多种病因相互作用的结果,以心气(阳)虚为本,痰瘀互阻为标。病位在心之血脉,以局部血脉损伤过度的炎症反应和结缔组织增生为主要病理特点。

2. PCI 后冠心病的病证结合治疗

冠心病 PCI 后患者的病因病机尽管复杂,但仍可用虚实两端概括,只是虚实因人不同而有不同。心脏五行属火,主血脉运行,介入治疗的正虚以心气虚、心阳虚多见,故扶正以益气温阳为基本治法,药用生黄芪、红景天、西洋参、黄精等。若伴有四肢不温、恶寒怕冷等阳虚症状,则在补气的基础上加桂枝温通心阳。同时,应根据患者的证候兼证的不同,分别结合活血化瘀、化痰散结、清化血脉蕴毒之品,以促进介入损伤血管的正常修复。临床治疗注意点如下:①祛瘀化痰散结。因介入治疗血管内膜损伤后的结缔组织增生修复过程较介入前的痰瘀互结有加重趋势,所以应在一般活血祛瘀化痰的基础上,注重散结,药用瓜蒌皮、薤白通阳散结,莪术、地龙、赤芍等祛瘀散结。②祛风湿、通经活络。适当应用穿山龙、络石藤、青风藤等,有助于抑制介入治疗后组织损伤继发的非特异性过度炎症修复反应。③清透血分浊毒、瘀毒。介入血运重建后组织再灌注继发氧化应激、钙超载、组织损伤等,和中医毒邪致病的特点较为类似,可配伍应用黄连、金银花、连翘等清热解毒药,有助于减少组织坏死损伤,对预防及治疗介入后过度炎症修复反应有一定作用;④祛瘀生肌。药用三七、血竭、琥珀、熟大黄等,对促进介入后血管内膜损伤的正常修复有一定作用,临床可研粉冲服,和其他方药一起应用。

验案举隅

案例1： 张某，男，51岁，2013年2月8日初诊。主诉活动后心前区憋闷1年余，加重2个月。患者2011年6月8日于当地医院诊断为冠心病不稳定型心绞痛，造影示前降支中段狭窄99%，回旋支近端狭窄60%，在前降支病变处置入支架1枚。2012年6月18日，患者再次感觉运动后胸闷气短，行冠脉造影示回旋支近端狭窄85%，又置入支架1枚。现患者稍活动即感心前区疼痛憋闷、腹胀、大便干、下肢怕冷，脉沉细而弦，舌质暗、苔薄白稍腻，辨证为脾胃气滞、痰瘀互阻、蕴热化毒，治以活血祛瘀、化痰散结解毒为法。方药：当归、肉苁蓉、杏仁、熟大黄、巴戟天、生白术、枳实、全瓜蒌、薤白、蒺藜、三七、黄连。水煎服，每日1剂，共4周。

2013年3月7日二诊：患者服上药后，胸闷痛减轻，肢体怕冷缓解，大便干结明显好转，脉沉细，舌体胖，苔薄白。效不易方，嘱患者原方继服4周。

2013年4月5日三诊：患者胸憋闷明显缓解，可正常活动，便秘、畏寒消失，舌体胖、苔白，舌质暗红，脉沉细而弦。辨证为气虚痰瘀互结。治以益气活血、通络化痰。方药：黄芪、生白术、枳实、全瓜蒌、黄连、杏仁、丹参、川芎、赤芍、当归、蒺藜、三七。水煎服，每日1剂，共8周。

2013年6月5日四诊：患者病情平稳，中药上方去枳实，加陈皮，每2日1剂，逐渐停服中药。后电话随访1年，患者坚持西医治疗，病情一直稳定，正常活动不受限制，未再有心绞痛发作。

按： 此例患者2011年、2012年连续两年介入治疗，2013年2月又发生严重的心绞痛，稍活动即感心前区憋闷，伴有腹胀、便干，沉细而弦，舌质暗、苔薄白稍腻，考虑为气虚痰瘀互结、化热酿毒,兼有脾胃气机壅滞,故用生白术、枳实(枳术丸)健脾理气消滞;全瓜蒌、薤白通阳宣痹;全瓜蒌、当归、肉苁蓉、杏仁、熟大黄降肺润肠通便;巴戟天、肉苁蓉温补肾元;莪蓤活血通络;三七祛瘀生肌;黄连清化血分热毒。三诊时,患者气虚证候显现,腹胀便秘基本消失,疼痛亦不明显,故加生黄芪补宗气以运血行,去宣痹通阳的薤白和温肾润肠的巴戟天、肉苁蓉;四诊患者已无腹胀,故去破气消积散滞的枳实,加陈皮理气运脾,以防气机壅滞。

患者首诊时下肢怕冷,故应用巴戟天、肉苁蓉温补肾阳。后患者怕冷症状消失,故去巴戟天、肉苁蓉。需指出的是,并不是所有的下肢怕冷患者皆为阳虚,血瘀、气滞、痰阻皆可有肢体怕冷。《伤寒论》四逆散的肝气郁结主症即有四肢厥逆不温,临床需结合舌脉详细辨证,勿犯"虚虚实实"之戒。再者,本例患者舌脉和症状始终没有舌红、苔黄等热象,但四诊用药皆将黄连伍于方中,其目的有两点:一是防止他药温燥伤阴,二是清化心脉郁热。

案例2:李某,男,66岁,2013年2月6日初诊。主诉胸闷心慌3年余,加重1个月。3年前,患者于外院行冠脉造影及介入术,在右冠状动脉置入支架3枚。2013年1月6日,患者静息时感胸闷憋气,于外院再次行冠脉造影,示回旋支中段90%狭窄,置入支架1枚。第二次支架植入后,患者仍有胸痛胸闷、心悸,活动明显加重,遂于2013年2月6日求中医诊治。观患者舌脉,脉沉细而涩,舌体胖、舌质暗、苔白腻,辨证为气虚痰瘀互结,治以益气活血、化痰散结。方药:黄芪、西洋参、丹参、川芎、赤芍、三七、莪术、瓜蒌皮、薤白、半夏、葛根、莪蓤、甘松、陈皮、黄连。水煎服,每日1剂,共2周。

2013年2月20日二诊:患者服用上药后,胸痛、心悸明显改善,脉沉细而数,舌体胖、苔腻减轻,辨证为气虚血瘀、兼有痰滞。

上方去瓜蒌皮、薤白、半夏,加白术、巴戟天温肾健脾化湿。水煎服,每日1剂,共4周。

2013年3月20日三诊:患者胸痛、心悸症状基本消失,运动能力明显改善,辨证同前,效不更方。嘱患者中药改为2日1剂以巩固疗效。患者坚持服中药1年,病情一直稳定,后逐渐停服中药。

按:本例患者第二次介入治疗后,胸痛胸闷、心悸,活动明显等症并未有改善,结合患者脉沉细而涩,舌体胖、舌质暗、苔腻,辨证为气虚痰瘀互结。方用黄芪、西洋参心气、元气并补,以主血脉、运血行;瓜蒌薤白半夏汤宣痹通阳化痰;丹参、川芎、赤芍、三七、莪术化瘀散结、活血生肌;陈皮、葛根升降相因、斡旋气机;蒺藜活血通络止痛;甘松味辛甘、性温,归经脾胃,活血醒脾;黄连清透郁热。二诊痰浊渐化,故去瓜蒌薤白半夏汤,以防辛燥太过、耗气伤血,加白术、巴戟天温运脾肾、升发阳气。患者三诊用方皆于方中配伍黄连,其意仍在清化心经郁热。

十、从虚、瘀、水互结互化谈慢性心力衰竭的中医治疗

传统中医临床多从"水饮内停"或"水气凌心"认识慢性心力衰竭(简称:慢性心衰)水肿、喘憋、呼吸困难的病因病机,如张仲景《金匮要略·水气病脉证并治第十四》指出:"心水者,其身重而少气,不得卧,烦而躁,其人阴肿。"在传统中医认识的基础上,结合现代医学慢性心衰的病理生理改变,可认为慢性心衰的发生发展过程是因"虚"而致"瘀""水"互结,且两方面相互影响、相互转化。其中心气、心阳亏虚是发病之本,血脉瘀滞是疾病发展的中间环节,水饮内停是慢性心衰的病理代谢产物。

心脏舒张,血液回流至心;心脏收缩,血液进入大小血液循环。这一过程需依靠心气、心阳的温煦推动。慢性心衰发病的初始阶段,心脏收缩舒张功能减退,心气亏虚、心阳不足,不能主血脉运血行,致全身组织器官灌注不足,患者常出现活动耐量减退、气短乏力、脉沉弱等。此外,心为君主之官,为五脏六腑之大主,心功能障碍,其他脏腑亦受影响,如慢性心衰患者常可兼有脾气失运、肾阳气化不足及腑气传输不畅等。

随着慢性心衰病理过程的演变,心气虚、心阳虚会逐渐加重,血脉亦可因之而瘀阻难行。《灵枢·经脉》云:"手少阴气绝则脉不通,脉不通则血不流。"《灵枢·邪客》云:"营气者,泌其津液,注之于脉,化以为血。"可见津血同源、互生互化。心气亏虚,血脉瘀滞,津液不能随血液正常运行停留体内,化生水饮,泛溢肌肤则发为水肿,上逆凌心犯肺则心中悸动不安,甚则喘而不得平卧。慢性心衰发展至中、晚期,血瘀和水饮内停加重,"瘀""水"相互搏结,又可进一步损伤阳气,阻遏阳气温煦和宣发,导致疾病的恶性循环。因此,慢性心衰的治疗应注重"因虚而瘀水互结"这一基本病机。

1. 益气温阳

慢性心衰发展演变的不同阶段,虚实可有不同的侧重,或以虚为主,或以实为要,或虚实并重,但气虚阳虚、瘀水互结总是其病理改变的基础。因此,益气温阳、活血利水应贯穿慢性心衰整个病理过程。

心气、心阳是温运和维持心脏功能的物质基础,补益心气、温补心阳是改善慢性心衰患者心功能的主要方法。应用益气药治疗慢性心衰,味甘性平的党参一般不能产生明显的作用,其虽善补肺脾之气,但补心气、元气之力不足。治疗慢性心衰需人补心气、宗气,多需生黄芪、人参并用。黄芪善于补益心气、宗气。张锡纯《医学衷中参西录·黄芪解》云:"黄芪……善治胸中大气。"应用益气药治疗心气不足的慢性心衰,血压不高或偏低者,开始即可用至90g以上;人参上补心肺、中补脾胃、下补肾元,促进一身气机的生发,和黄芪同用,有大补元气、促进宗气生发之效。人参有白人参、西洋参、高丽参、人参须等的不同。气虚兼有阳虚、畏寒怕冷者,用高丽参;气虚兼有津伤口渴者,用西洋参;单纯气虚者,用白人参;气虚不重、气短乏力不明显者,用人参须。笔者长期临床应用人参类药物发现,即使甘平微寒的西洋参,用于气虚湿热内滞或气虚津伤的患者,亦有使湿热化火或虚火加重之弊,尤其和黄芪合用时此弊更为明显,临床应适当适时配伍麦冬、石斛等甘寒药以制其甘温之性,甚或配伍知母以甘苦寒养阴清热。若慢性心衰心气虚、宗气虚的症状不明显,且合并脾气虚不能运化水谷,表现为便溏、纳呆、乏力者,可用大剂量党参(20g~30g)代替人参,和黄芪配伍以补气健脾。若在心气虚、元气虚基础上,伴有心阳虚,出现四肢不温、畏冷、心动悸者,配伍桂枝以温通心阳,无寒凝血脉、阳气衰微、四肢逆冷或肾阳虚、阴水下注、下肢水肿者,一般不用附子。附子大辛、大热、大燥,易伤阴耗气,不利于慢性心衰患者长期应用。但兼冷汗出、四肢逆冷、脉沉微欲绝者,应大剂黄芪、人参配伍附子、五味子或山茱萸等益气回阳,以防阳脱之变。

慢性心衰以中老年患者居多,老年人肾气元气不足,或久病损及肾阳元阳,伴随腰膝无力、下肢肌肉萎缩、畏寒肢冷、舌淡胖苔滑等。此时,可在黄芪、人参益气的基础上,加巴戟天、淫羊藿、菟丝子、杜仲温补元气、元阳,阳虚甚者,可再加小剂量附子5g左右,以取"少火生气"之效。

2. 活血利水

水液潴留是慢性心衰患者阳气不能温运血脉，血脉瘀滞、水饮积聚体内的病理代谢产物。针对血脉阻滞、水液潴留，如何运用活血化瘀利水药物，以祛瘀血、畅心脉、化水饮，同时不伤阴耗气为临床用药的难点。血脉瘀阻，不能正常循环于脉，津液渗出脉外，则致水饮内停。水饮凌心犯肺，则出现胸闷喘憋、呼吸困难；水饮溢于肌腠，则四肢阴囊或面目水肿。患者舌象多为舌质紫暗、瘀点瘀斑、舌下脉络迂曲、舌苔滑或滑腻等。活血化瘀一般选用丹参、泽兰、益母草、川芎四味中药，此四味药一是活血通脉作用平和，不辛温耗气伤阴；二是兼有活血利水的作用。若慢性长期右心衰竭，下肢水肿甚，合并肝脾肿大，舌紫暗、舌下静脉曲张者，则结合小量莪术、三棱、赤芍等以破血散结活血；若伴有下肢血栓形成，或房颤出血风险高，不能应用西医抗凝药的患者，则选用水蛭、地龙、土鳖虫等破血散瘀药，以防止血栓阻塞脑血管形成中风；如血瘀血虚，指甲淡白而暗，口唇、眼结膜淡白者，则用当归、鸡血藤、丹参、阿胶等养血活血药物；如血瘀伴有胸胁胀满，肝气郁滞者，则酌情配伍香附、枳壳等疏肝理气药。

利水应以活血化瘀为前提，药物选用车前子、茯苓、赤小豆、猪苓、玉米须等淡渗利水药，利水而不耗气伤阴。古人云"通阳不在温，而在利小便也"。其实利小便，也有通达阳气和防止甘温补气药壅滞气机的作用。但若肺气膹郁、喘憋者，则应配伍葶苈子、桑白皮等肃肺降肺利水，此时单纯淡渗利水则难有可靠疗效。

此外，血脉瘀滞、水饮内停，多可影响气机运行，故临床在益气温阳、活血利水的同时，应适当配伍理气药，如陈皮、香附、砂仁等，使补而不滞、气机调畅。

3. 酸敛养阴

《素问·阴阳应象大论》云:"阴在内,阳之守也;阳在外,阴之使也。"阴液不虚,阳气才能内敛于脉中以助血脉运行。养阴配以酸敛,一可使阳气内守、主运心脉;二可防止温阳化气药物辛温伤阴耗气。心气心阳用在鼓动血脉,随血脉运行,不像脾阳(气)用在温中守中、腐熟运化水谷,肾阳用在潜藏、密精。补心阳、心气,佐以养阴酸敛,有助于使心气、心阳涵于血脉之中。慢性心衰患者的中医治疗,临床许多医者常温之、通之,恐养阴甘寒遏其阳气宣达或酸敛影响阳气输布而弃之不用,殊不知心气、心阳不同于卫气、卫阳,走肌表、温分肉、肥腠理,性剽悍滑疾、无处不到,心气、心阳只有含于营血之内,走于血脉之中,才能温运血脉。因而,在温阳、通阳时,应稍佐养阴酸敛,以奏阴阳互生互化之妙。

临床益气温阳药是否配伍酸敛养阴药,以及如何配伍酸敛养阴药,可根据患者舌脉、是否有口渴症状以及其他兼症考虑。若慢性心衰患者,舌体胖大、齿痕明显、苔白滑或白腻,脉沉弱,口不渴或口干不欲饮,或兼有恶寒怕冷、纳呆便溏者,则单用益气温阳、活血利水方药,佐以温运脾阳药;若患者舌体胖嫩,舌苔薄白或少、口渴、脉沉细而弱,则益气温阳稍佐酸敛养阴药;若患者舌体瘦小、舌质红、舌苔少或有裂纹,脉沉弱者,则在益气温阳的基础上,加麦冬、石斛等,两者皆可用至 20g 左右;若患者舌瘦质红,动则气喘汗出,此为气阴两虚,不能固表纳气、敛汗,应益气温阳药配伍麦冬、五味子或山茱萸等养阴敛气纳气;若舌体胖大、齿痕、苔白滑或白腻、苔微黄,脉沉弱,此为水饮郁而化热,应在益气温阳、活血利水、健脾运脾的基础上,稍佐黄连 5g 左右,以清化郁热,勿用麦冬、石斛、生地黄等酸敛养阴,更不能用知母、栀子等甘苦寒清热,以免郁遏阳气。

验案举隅

案例1:急性心肌梗死后心力衰竭

患者,杨某,女,45岁,2019年2月19日初诊。主诉活动后胸闷、心悸、喘憋2年,加重1个月。2017年6月2日患者因"心前区疼痛"于某西医三甲医院就诊,诊断:①急性广泛前壁心肌梗死;②心力衰竭,心功能Ⅲ级(NYHA分级)。行经皮冠状动脉介入治疗,植入支架部位和枚数不详。术后予冠心病二级预防以及口服利尿药呋塞米(每日40mg)治疗。患者日常活动仍感气促、乏力、心悸等。2019年2月19日,患者因活动后胸闷、心慌、气喘等加重就诊于中国中医科学院西苑医院。刻下症:胸闷、轻度喘憋、心悸、气短、腹胀、纳眠欠佳、二便可,平路缓慢行走约500米即有明显的喘憋、气短,舌质暗、舌体胖大、齿痕明显,苔薄白稍腻,脉沉细无力。查体:血压85/48mmHg,心率55次/min,双下肢凹陷性水肿。心脏彩超显示:左室射血分数(LVEF)25%,左房内径(LAD)42mm,左室舒张末期内径(LVED)68mm。血清B型脑钠肽(BNP)2 000ng/L。西医诊断:①慢性心力衰竭急性加重;②冠状动脉粥样硬化性心脏病,陈旧性广泛前壁心肌梗死。中医诊断:心衰病(气虚血瘀水停证)。处方:生黄芪、西洋参、麦冬、五味子、丹参、川芎、益母草、泽兰、茯苓、车前子、玉米须、赤小豆。水煎服,每日1剂,每次100ml,每日2次。西药坚持冠心病心衰常规治疗。

2019年3月26日二诊:患者诉乏力、活动后胸闷气促等症状较前稍有改善,双下肢水肿减轻,纳、眠可,二便调,舌淡暗,舌体稍胖,苔薄白稍腻,脉沉细弱。中药处方:上方加大生黄芪用量80g,去养阴酸敛的麦冬、五味子,加陈皮、川椒目行气利水。煎服方法同初诊。

2019年4月30日三诊:患者诉乏力、活动后胸闷心悸等症状较前明显改善,日常活动已不受限,双下肢无水肿。舌质暗,苔稍黄腻,脉沉细。中药处方:上方生黄芪加至90g,去川椒目,加黄连。煎服法同上。适当减少西药利尿药呋塞米片的用量至每日1次,每次20mg。

此后患者每4~5周来医院复诊1次,继续以大剂量补气、辅以化瘀利水为基本治法,同时根据患者寒热虚实变化和季节的不同进行临证加减,西药治疗药物基本保持不变。患者活动耐量逐渐提高,病情趋于稳定,一般活动无特殊不适。2019年7月4日心脏彩超提示:LVEF 35%,LAD 40mm,LVED 62mm;血清BNP 600ng/L。中药改为每2日1剂,以巩固疗效。连续随访1年,患者病情一直稳定。

按:本例患者以活动后胸闷心悸、喘息、脉沉弱等为主要症状,无明显的畏寒、肢冷等阳虚表现,正虚以气阴两虚为主,故取黄芪生脉散之意,以较大剂量生黄芪升提清阳之气,以生脉散益气养阴、收敛心气。患者为全心衰竭,既有活动后喘息的肺瘀血表现,又有下肢水肿的体循环瘀血表现,结合舌质暗、舌体胖大有齿痕等,邪实以水瘀互结为患,故用丹参、益母草、川芎、泽兰活血化瘀利水,茯苓、车前子、玉米须、赤小豆淡渗利水。二诊患者活动后胸闷、心慌、气短等气虚症状未有显著缓解,遂重用生黄芪至80g大补心肺之气以促血行水利;因苔腻有湿滞,去养阴收敛的麦冬、五味子,以防酸敛有碍湿邪;加陈皮理气健脾化湿,使补而不滞;加川椒目加强利水。《赤水玄珠·椒目散》云椒目善于“治水泛干肺,肺得水而浮,故喘不得卧”。三诊时患者乏力症状明显改善,但脉象仍沉细而弱,故重用生黄芪至90g以补气升阳,助心气鼓动血脉运行。生黄芪"走而不守",补气而不壅滞;患者双下肢水肿消退,水液潴留减轻,故去川椒目;舌苔稍黄腻,为瘀水互结、蕴而化热之象,故稍加黄连清解郁热。

患者大面积心肌梗死后全心衰竭,以轻微活动后胸闷心慌、喘息、舌质瘀暗、脉沉弱为主症,辨证为气虚血瘀水停。首诊治疗4周,患者症状改善不明显,考虑为未有充分重视患者舌体胖大、齿痕明显、苔薄白稍腻等水湿内滞的症状,过多注意了气阴的互生互化,在益气活血利水的基础上加麦冬、五味子酸敛养阴,影响了气机的宣化。二诊时,注重气虚血瘀水停和湿浊内滞的病机,去养阴酸敛药,加重补气利水,稍佐理气醒脾以防补而滞气。三诊时患者病情得到明显改善,证候未变,继续加大生黄芪补气行血利水。四诊时患者舌苔微黄,加黄连清化郁热。本案在治疗的过程中,二诊后始终坚持大剂益气、辅以活血利水,在此基础上随证加减,终获较为满意的效果。

案例2:风湿性心脏病引发心力衰竭

曹某,男,45岁,2015年4月29日初诊。主诉风湿性心脏病20余年,加重1月。刻下症:胸闷,夜间不能平卧,咳嗽咳痰,近期气短乏力加重,进行性消瘦,上腹部膨隆,双下肢水肿,夜间眠差,纳少,小便少,大便调,舌体暗,苔白滑,脉沉弱而结代。血压110/70mmHg。心脏彩超提示:肺动脉压55mmHg,LVEF36%。西医诊断:①风湿性心脏病;②肺动脉高压;③心功能不全(NYHA分级 Ⅳ级);中医诊断:心衰病(气虚血瘀水停证)。治法为补气活血行水。处方:生黄芪、西洋参、麦冬、五味子、益母草、丹参、川芎、车前子、赤小豆、川椒目、茯苓、陈皮。嘱患者将每剂药浓煎至150ml,每日1剂,早晚两次分服,连服14剂。

2015 年 5 月 8 日二诊：患者服药后胸闷、咳嗽稍减轻，仍稍有腹胀，大便偏干，小便可，舌质暗紫，舌苔稍滑，脉弦细而稍促。上方加生白术、枳实、杏仁健脾理气、降肺导滞，继服 7 剂。

2015 年 5 月 15 日三诊：患者诉胸闷症状、乏力明显好转，腹胀消失，双下肢水肿减轻，活动耐力明显改善。于上方去枳实、川椒目，继服 14 剂以巩固疗效。后于 1 个月后随访，患者病情稳定。

按：患者 20 多年风湿性心脏病病史，心功能不全、肺动脉高压，结合患者症状体征，辨证为气虚血瘀水停，治疗以益气活血利水为主。此外在治疗过程中顺应心脏的特点，敛散结合：一方面益气温阳、活血化瘀利水，药用生黄芪、西洋参补宗气、益心气，用车前子、茯苓、赤小豆、益母草、丹参、川芎活血化瘀利水，促进代谢产物的排泄；另一方面为防止甘温补阳化气药物耗散心气，配伍养阴酸敛药麦冬、五味子回心气于营血之中。用药过程中以补气温阳为主，同时又注重补阳不忘敛阴，收到较好疗效。

十一、通阳化气行水和泻肺平喘治疗慢性心力衰竭的局限性

几乎所有心血管疾病发展到一定阶段，都可发生心力衰竭（简称：心衰），且往往是它们最终的病理结局和死亡原因。许多心外疾病也可以引起心衰。虽然近些年心衰的机械辅助治疗、药物治疗取得了较大进展，但其仍是心血管病死亡的主要原因，5 年病死率仍和恶性肿瘤基本相似。传统中医文献尚无固定病名与心衰对应，结合心衰的临床症状和体征，可将本病归属于中医"虚劳""喘证""水肿""痰饮""癥瘕"（慢性右心衰竭致肝脾大）等病的范畴。新近中医临床以心衰病和西医的心衰相对应，

应当说是中医现代疾病命名的一次尝试。

左心衰的中医临床症状多由上焦心肺受损开始,继而损及中焦脾胃、下焦肝肾,五脏传变至肝肾后可复损上焦心肺;右心衰的临床症状多由脾胃开始,继而影响肝肾,而后上累及心肺。无论左心衰,还是右心衰,最终皆可导致真气耗竭、邪气蕴结壅盛、阴阳离决而死亡。慢性心衰的病变涉及气、血、津液的代谢,病位涉及五脏六腑,病情取决于正气损伤的程度和正邪消长的变化。基本病机以五脏元气虚损、升降异常,尤其心气虚、心阳虚为本,以血瘀、痰饮、水饮为标。属正虚邪实,以虚为主,虚实夹杂之患。

中医临床根据心衰患者面目四肢水肿、恶寒怕冷、心下动悸等症状,认为心衰病机属于阳虚水气不化、水气凌心或外溢四肢肌肤,多采用真武汤、苓桂术甘汤温阳化气行水;根据胸中室闷、呼吸困难、喘息不能卧等症状,认为其病机属于痰饮壅肺的支饮病,多采用葶苈大枣泻肺汤泻肺平喘。真武汤、苓桂术甘汤为阳虚水泛、水气凌心、咳喘上逆的治标之法;葶苈大枣泻肺汤为治疗肺气膹郁、胸中室闷、喘息不得卧的权宜之计。真武汤、苓桂术甘汤辛温耗散,易伤阴耗气;葶苈大枣泻肺汤应用时若不与大剂补心气、宗气药同用,则有泻利伤正之弊。显然,临床长期应用,存在一定的药物偏性,不能切合气虚、阳虚之本和血脉瘀滞不利化而为水之变的治疗。

现代医学认为慢性心衰的基本病理生理改变可分为三个方面:一为神经内分泌系统活性代偿性增加;二为心肌收缩、舒张功能下降;三为血液循环障碍、水液代谢产物潴留。中医临床治疗此病亦不能不考虑这几个方面。现代中医认为心脏收缩、舒张功能减退多和气虚、阳虚有关,气虚和阳虚不仅在心,还可涉及脾肾。临床亦有部分患者主要表现为心脏气阴亏虚或肝肾阴虚,不能荣养心脉,而致心脏功能减退,发生血瘀水停。临床血液循环障碍、水液代谢滞留多为血脉瘀滞和水饮内停,尤其是"血不利则为水"是水液代谢滞留的基本病机。因此,慢性心衰的阳气虚衰不能宣通,应以补为通、以温为通;水饮内停不能以单纯利水或泻肺利水,应活血以利水。通阳化气行水和泻肺平喘不能切合慢性心衰的基本病机,临床应用应在益气温阳活血的基础上适时应用。

十二、降肺通腑在慢性心衰治疗中的应用

慢性心衰,尤其是右心衰的患者,常伴有肠道瘀血、肠黏膜水肿,因此大便溏薄者较为多见。但就临床而言,大便秘结或大便不干而排便困难者,亦不少见。大便不畅、腑气不通,一可影响肺气的肃降,水液代谢更为之不利;二可加重肠道血液循环的障碍;三可影响肠道毒性代谢产物的排泄。因此,慢性心衰患者,在益气温阳、活血利水等辨证治疗的基础上,应注意调畅腑气通便。慢性心衰的通便和阳明实热证的通便、单纯的燥热伤及阴津、肠腑失润的泻下通便、养阴润肠通便有许多不同。

慢性心衰的大便不畅一般多有如下显著的病机特点:①痰饮阻肺、肺气膹郁、不能肃降,津液不能下润肠腑;②尽管大便不畅的原因有为蕴热内结者,但也多在心气虚、阳虚的基础上发生;③气虚、阳虚肠腑失润者,较为多见。因此,慢性心衰肠腑不畅的治疗,尤应注意肃肺、降肺润肠和益气温阳润肠。

慢性心衰通腑调畅大便之法,一可用杏仁、瓜蒌仁、桃仁、紫菀等降肺润肠;二可用当归、肉苁蓉、郁李仁、柏子仁等甘温质润药温润肠腑,气虚肠腑不润、大便不畅者在此基础上加生黄芪甘温益气;三可在益气温阳的基础上,应用大黄泻下通腑。

传统中医认为,大黄大苦、大寒,药性峻烈,泻下通便,易耗伤正气,久病正虚者应慎用或禁用,但对于慢性心衰兼有便秘的患者,在辨证治疗的基础上合理应用大黄,可对心衰治疗产生如下几方面的有益作用:①通腑以降肺气,改善患者的肺气上逆或腹郁的喘憋症状;②促进肠道毒性代谢产物的排泄;③活血化瘀、推陈致新,促进肠道血液循环。尤其是对于慢性肺源性心脏病心衰合并感染、大便秘结的患者,使用大黄,对缓解病情,甚至于改善肺部感染皆有较好作用。临床大黄一般可用至 10g 左右,体虚明显者,用 5g 左右。大便秘结甚者,大黄宜生用后下;大便干结不甚,或年老体虚明显者,用生大黄与他药同煎,或用熟大黄,以减弱其泻下之性,增强其活血化瘀之用。

总之,肺与大肠相表里,通腑降肺有助于减轻和缓解慢性心衰患者的喘憋症状,尤其对于合并肺部感染的患者,保持大便通畅是其综合治疗的一个重要环节,需要临床注意。

十三、双心疾病的中医治疗应注意抑郁和焦虑的区别

精神心理因素和心血管疾病的发生、发展、预后皆有明显的关系,越来越受到医学界的关注,如焦虑、抑郁、孤独感等可通过交感神经调节和内分泌改变,激活血小板,损伤血管内皮功能,诱发冠状动脉痉挛、斑块破裂,引起心肌缺血、心肌梗死、恶性心律失常等心血管事件,严重影响心血管病患者的预后。同时,心血管病患者由于心理负担加重,也常伴发焦虑、抑郁等精神心理问题。

心血管疾病与焦虑、抑郁等精神疾病同时存在于一个个体,是临床非常普遍的现象,目前称这一现象为"双心疾病"。针对

双心疾病,西医一般采用心血管病药物和抗焦虑、抗抑郁药联合治疗,但联合用药需考虑药物之间的相互作用,且许多抗抑郁和焦虑药存在头晕、恶心、困倦、大便干、肝功能损伤等副作用,患者依从性差,往往难以获得理想疗效。传统中医学对"心"的认识,不仅涉及现代医学对心脏结构和功能的认识,还包括精神情志因素的内容。如《素问·痿论》云:"心主身之血脉。"《素问·宣明五气》云:"心藏神。"中医关于心"主血脉"和"主神明"的认识,前者与现代医学心脏的功能比较相似,后者则涉及现代医学的精神心理状态。中医"心"疾病的表现也包括血脉运行障碍和精神情志活动异常两个方面。心之气血阴阳受损,不但会引起心悸、胸痹心痛等,也会引起"神"的异常,如心气(阳)虚、心神失养引起的神疲乏力、精神萎靡不振;心血虚、心神失养所致的失眠多梦、健忘;肝肾阴虚、风阳上扰所致的心烦不宁、惊恐不安、失眠多梦等。这些皆与双心疾病中情志异常的临床表现有相似之处。"心神"可调节脏腑生理功能,情志过极与不及皆可伤及心神,最终导致其他脏腑功能的异常,这与现代医学关于过度或持续心理应激通过免疫 - 神经 - 内分泌网络等促进心血管疾病发生发展的认识较为一致。

1. 心血管病合并焦虑和抑郁的中医病机有所不同

双心疾病多为在慢性心血管疾病的基础上,合并精神情绪障碍,主要包括焦虑或抑郁等。中医病机多为久病不愈、气滞血瘀、郁久化火化风、伤阴扰神而致,但慢性心血管病患者合并焦虑和抑郁的病机又有所不同。

(1)心血管病合并焦虑:心血管病合并焦虑的病机往往因久病气机失调、肝郁化火、上扰心神,或肝肾阴虚、虚火化风、上扰心神所致。肝、心为木火母子之脏,其气相通,肝火或肝风上扰心神,患者不仅有心系疾病血脉不通、心神失养的症状,如胸闷、胸痛、心悸、怔忡等,还可表现出心肝火旺、化风扰神的症状,如烦躁、易怒、惊悸、烦躁、多虑等;若久病不愈、肝火耗伤肝肾之阴,阴液不能上奉于心,水不济火,扰动神明,也可致心烦、惊悸、不寐等心神不能内守的症状。

（2）心血管病合并抑郁:抑郁症属中医"郁证"的范畴。《医方论·越鞠丸》说"凡郁病必先气病,气得疏通,郁于何有？"《证治汇补·郁证》曰:"郁证虽多,皆因气不周流,法当顺气为先。"均强调郁病始于气郁不畅。心血管病合并抑郁者,多为七情所伤、情志不舒、气机郁滞、肝失疏泄引起五脏气血失调、心神失养,表现为神思恍惚、嘿嘿不欲饮食、沉默寡言,欲卧不能卧、心中惕惕、失眠多梦、神疲乏力、精神萎靡等;肝郁乘脾、脾虚不能运化水谷精微上养心神,痰湿内生、蒙蔽心窍,表现为表情淡漠、神志呆钝、哭笑无常等。此外,阳气亏虚不能升发、血脉失和,心神失其温阳,也可表现为情绪低落、精神困倦的抑郁症状。

总之,双心疾病的病机有虚实两个方面:实者多为肝气郁结、郁而化火、风阳上扰心神;虚者多为阳气亏虚、不能升发,或心肾阴虚、心神失养。前者,以焦虑者多见;后者,以抑郁者多见。但在双心疾病的发生发展过程中,两者可相互夹杂。双心疾病的"心神"失调,病位除涉及肝、心外,还与脾、肾密切相关;病性虚实寒热往往可以并存,且相互影响。

2. 双心疾病的主要治法

气机调畅,升降出入有序,则脏腑功能协调。"木郁者达之""木亢者柔之平之",为调理肝木疏泄失常的治疗大法,是治疗双心疾病的主要环节。但患者的虚实不同、心血管的基础疾病不同、患者的禀赋和性格不同,临床治疗方法有较大差异。

（1）疏肝解郁安神：无论是慢性心血管病合并焦虑，还是合并抑郁，疏肝解郁安神都是治疗双心疾病的一个主要方法。疏肝理气能调畅气机、和畅血脉、调畅情志，使心安志定，则疾病向愈，可以柴胡疏肝散或逍遥散为基础方，根据虚实侧重进行加减。偏于焦虑、心烦而躁者，可在柴胡疏肝散或逍遥散的基础上，加牡丹皮、焦栀子、淡豆豉，清心除烦。惊悸梦多者，加远志、珍珠母、炒酸枣仁、竹茹宁心安神。偏于抑郁、精神萎靡者，在上两方的基础上加刺五加、巴戟天、生黄芪振奋阳气，恶寒者再加桂枝温通心阳。心脾两虚，血不养神者，宜用归脾汤加香附、合欢花养心解郁安神。气滞血瘀，舌质暗红、瘀点瘀斑、两胁胀满者，则用血府逐瘀汤加减。

（2）柔肝息风：叶天士云"肝为刚脏，必柔以济之，至臻效验耳。"疏肝之品多香燥，易耗伤阴血，尤其是病情日久，以烦躁为主要表现的焦虑患者，若一味疏肝理气，虽可缓解症状一时，日久则可使阴血更为亏虚。肝失濡润则肝气更易郁而化火，上扰心神；或肝阴亏虚，致肝阳化风扰神。此时治疗当以柔肝平肝为主。肝肾阴虚不明显，没有舌红苔少者，用天麻钩藤饮和安神定志丸加减；若肝肾亏虚明显，舌红苔少者，用杞菊地黄丸和甘麦大枣汤加减。心肾阴虚、闷闷不乐，用六味地黄丸和百合地黄汤加减。阴虚阳亢化风、上扰心神，虽偏于焦虑患者多见，但偏于抑郁、情绪低落的患者亦常见到。对于此类抑郁患者，可在养阴柔肝的基础上，加柴胡、生黄芪（柴胡10g、黄芪30g）以升发气机，多可获得良好效果。

（3）振升清阳：阳气遏止不能升发，多是抑郁症患者的主要病机。阳虚不振、清阳不升，不能温阳心神，常表现为神倦乏力、精神萎靡、默默少语、恶寒怕冷、脉沉无力等，此时治疗可用补中益气汤或保元汤加柴胡升举阳气,同时配伍巴戟天、淫羊藿、山茱萸、刺五加温肾安神。柴胡入经肝胆,善升发清气,胆为十二经升发枢纽,情绪抑郁、精神萎靡的患者,在甘温补气的基础上,加柴胡升发,多有良好作用。不仅阳虚、气虚患者可使阳气下陷而不升,血虚不能载气、阴精亏虚不能化气,亦可使气机遏制不能升发,此时治疗则应在大补元煎或左归饮滋补阴血的基础上,加升发阳气、疏达气机的柴胡、陈皮、合欢花等。

(4)养心安神:双心疾病患者,可表现为心神失养,或心神被扰不宁。心神失养者,临床酌加炒酸枣仁、柏子仁、茯神、首乌藤养心安神;肝肾亏虚、虚风上扰心神者,加龙齿、牡蛎、天麻、琥珀粉等平肝重镇安神。在此基础上,两者皆可结合合欢皮、远志、玫瑰花等疏畅气机,促进心静神安。对改善或缓解双心患者的临床症状有较好作用。

总之,双心疾病病机可概括为肝气郁结、气血失和、肝阳上扰心神、阳虚清气不升等几个方面,但焦虑和抑郁的虚实侧重有所不同,临床治疗当根据各自正虚邪实的轻重和兼夹病邪的属性不同,施以不同的扶正祛邪、调和气血、振奋阳气、柔肝平肝的方药。在此基础上,再辅以宁心安神,可望收到满意的效果。

十四、从"风"邪致病论治阵发性 室上性心动过速

"风善行而数变""风为百病之长",风为阳邪,感染患者时多具有"上"(善伤于肺和头面)、"外"(病位多在肌腠)和"善行多变、来去无形"的特点。外风侵袭肌腠,伤及营卫;内风则多上亢上扰,伤及清窍和心神。心脏五行属火,居阳位,位于上焦,主血脉和神志,外合营卫。因此,无论外风或内风,皆可影响营卫

和心神,导致脉气不相顺接,出现阵发性脉搏短绌、脉速,相当于现代医学的阵发性心律失常,尤其是阵发性室上性心动过速。

阵发性室上性心动过速,具有突然发作、突然消失、症状变化多、发作和消失没有固定规律的特点。若发生在器质性心脏病的患者,尤其是心室率快兼有慢性心功能不全的患者身上时,由于心排血量减少,心脏供血和脑供血不足,还可导致急性心力衰竭、休克、晕厥等,严重者可危及生命。本病属于中医"心悸""怔忡""眩晕""厥脱"等的范畴,与中医风邪致病的特点较为相似。因此,阵发性室上性心动过速可从"风"论治,外风治以调和营卫血脉、祛风宁心安神为主;内风治以平肝息风、宁心安神、调和血脉为主。目的在于使心脉气血调和、正常顺接,促进心律失常的恢复。

1. 疏解外邪治疗阵发性室上性心动过速

风邪为六淫之首,易袭阳位。心为君主之官,五行属火,主身之阳气,可布散心阳于体表,使卫气发挥"温分肉、充皮肤、肥腠理、司开合"的作用。风邪外感,营卫失和,邪气内舍心脉、扰乱心神,影响心脉运行,则可发生心悸、怔忡等。《难经·十四难》云:"损其心者,调其营卫。"此即含有调和营卫、疏解外邪以治疗心脏病的含义。《素问·痹论》曰:"风寒湿三气杂至,合而为痹也……脉痹不已,复感于邪,内舍于心……心痹者,脉不通,烦则心下鼓……"此处的"心下鼓",即心中动悸不宁,提示风邪侵袭,内舍于心,可出现心烦心悸、惊慌不安、不能自主等症状。验之临床,许多心律失常患者,发病前或初期常有外感病史;或在心脏病基础上,复感外邪,病情加重,出现心律失常。

(1)风热外感:患者平素多内有郁热,表现为口苦、口舌生疮等。风热外感的阵发性室上性心动过速多见于感冒发热的变态反应性心肌炎、病毒性心肌炎等,治疗应以养阴清热、透表解毒、调和血脉为要,方可用银翘散化裁加生地黄、当归、丹参、川芎等。银翘散清透热毒、辛凉解表,在大剂金银花、连翘这两种辛凉解表药中,配伍辛而微温的荆芥穗、淡豆豉,以增加辛散解表之用。在此基础上,加养阴活血的生地黄、当归、丹参等,一是有助于调和营卫,促进血脉之气顺接,心律失常自可恢复;二是与辛散解表药相伍,有助于透解血分邪热。

（2）风寒外感:患者平素多有阳虚、气虚。感冒后出现心律失常,表现为恶寒怕冷、肢体疼痛、心悸、怔忡等。正虚感冒轻症,可用荆防败毒散加减补虚解表;气虚重、气短乏力汗出明显者,可以补虚为主,辅以解表,方用玉屏风散加减;阳虚较甚,恶寒明显、冷汗出,方用桂枝加龙骨牡蛎汤加减。本方虽是调和阴阳、固涩安神的方剂,但用于风寒外感、营卫不和、心悸怔忡,亦有较好的作用。在疏风散寒解表的基础上,可加当归、川芎、丹参、赤芍等调和营卫血脉,以促进脉气顺接。

（3）风湿外感:患者表现为身体困重、汗出不畅等,方可用羌活胜湿汤加减。关节疼痛者,加秦艽、穿山龙、络石藤祛风化湿、通络止痛。身体困重明显者,加苍术、生薏苡仁、白蔻仁宣化肌腠风湿。

无论是风热外感,还是风寒、风湿外感,基本病机皆是外淫邪气致营卫失调、内舍于心脉、影响心神,而致心脏节律紊乱,此不同于单纯外感病邪在卫分、在肌表,单纯疏解、祛除外邪即可达到治疗的目的。外感病邪引起心律失常,表现为心悸、怔忡、脉搏短绌者,表明病邪已通过内舍营卫、扰乱心神,致脉气不相顺接。因此,治疗外感引起的阵发性心律失常的患者,应在疏解外邪的基础上,配伍调和营卫血脉之药,如当归、生地黄、川芎、丹参、白芍等。此外，怔忡心悸明显者，应适当加用宁心安神之品，如茯苓、石菖蒲、首乌藤、远志等。亦可仿桂枝加龙骨牡蛎汤之意，对于兼有恶寒汗出的患者，在调和营卫的基础上，加龙骨、牡蛎镇静安神、收敛止汗，以奏安神和敛阴并举之效。其实，不仅风寒外感、营卫失和、阳虚汗出、心神不宁者可加龙骨、牡蛎镇静收敛安神，风热外感、心神不宁、汗出者，亦可稍加珍珠母、生龙齿等，以镇静安神、促进心脉之气顺接。

2. 柔肝息风安神治疗阵发性室上性心动过速

内风上扰心神、血脉不和所致的阵发性快速性心律失常，包括肝阳化风、血虚化风、心火化风等。风动则神摇，神摇则必然影响脉气的顺接。柔肝息风安神，有助于心脉调和，减少或控制阵发性快速性心律失常的发作。

（1）血虚生风：心主血脉、主神志。血属阴，血虚亦不能涵阳，使阳亢化风；或血虚不能养心，心不能正常行使主血脉和神志之用，脉气也可不相顺接而发生脉搏急促或短绌，诱发心律失常。《丹溪心法》云："人之所主者心，心之所养者血，心血一虚，神气不守，此惊悸之所肇端也。"徐春甫《古今医统大全》曰："心风初作，多属虚候。何则？思虑伤脾，则谷气浸少，血液日亏，则心神慢散，神不守舍，卒成心风，故知其始皆属虚也，归脾汤、养心汤、定志丸之类。"较全面阐述了血虚导致心风的病因病机和治疗方药。《太平惠民和剂局方》所载的四物汤，是传统中医养血的代表方，此方在养血活血当归、熟地黄、川芎中，配伍养阴柔肝息风的白芍，即有养血活血息风的含义。传统中医虽多倡导益气生血之说，但对血虚风动的心律失常，治疗则不宜甘温药过重，如甘温补气的黄芪、党参等，宜在四物汤的基础上，加天麻、杜仲、珍珠母、酸枣仁等，以奏养血息风安神之效。即使气虚乏力明显，也

165

宜小剂量黄芪、党参伍于性味偏凉、偏厚的药物之中,再结合陈皮、砂仁等调和脾胃气机,促进精血化源生机。

(2)肝阳上亢化风:《素问·阴阳应象大论》云:"风气通于肝。"《素问·至真要大论》云"诸风掉眩,皆属于肝。"肝肾亏虚,肝风上扰心神血脉,心神被扰,血脉失和,则可致心律失常。此时治疗以柔肝平肝、安神调脉为主要治法。肝阳上亢化风、上扰心神为主者,方用天麻钩藤饮合安神定志丸,加丹参、当归、川芎等调和血脉。肝肾阴虚为主者,方用杞菊地黄丸合安神定志丸,加调和血脉药。肝阳上亢化风,临床多有相火、心火相合,风火相煽,表现为舌红、苔少、口苦、脉细数等,可用杞菊地黄丸加黄连、知母、焦栀子、珍珠母等清肝平肝、镇静安神。热病后期、余热未清、阴液耗伤、心脉失养、虚风妄动、心脉失和,表现为脉细促、心中憺憺大动者,可用《温病条辨》三甲复脉汤滋阴清热、潜阳息风,同时加凉血活血药丹参、赤芍等调和血脉。

3. 活血息风与化痰息风

心主血脉。血脉瘀滞,一可影响气机升降,致气血逆乱,内风自生;二可阻滞血脉,气血失于濡润,化生内风,上扰心神而见心悸、怔忡。临床治疗可用王清任血府逐瘀汤加茯苓、远志、石菖蒲、珍珠母等以活血化瘀、养心安神。《医林改错》云:"心跳心忙,用归脾安神等方不效,用此方百发百中"。这里的此方即为血府逐瘀汤。阵发性心律失常胸闷、心悸怔忡,舌质瘀暗、瘀点瘀斑者,用活血化瘀的血府逐瘀汤治疗多有较好作用。

痰热化风。痰热化风上扰心神致阵发性心律失常者,亦多见于临床,症见心烦易惊、心悸、眩晕、苔腻、脉弦滑等,可用黄连温胆汤治疗。方中黄连、竹茹清心火、化痰热、清火息风、除烦安神;半夏燥湿化痰和胃;陈皮理气行滞、燥湿化痰;枳实降气导滞、消痰除痞；茯苓健脾化湿安神；甘草调和诸药。临床应用可加天麻、白芍、炒酸枣仁等柔肝平肝安神，珍珠母、生牡蛎镇惊平肝安神。《世医得效方》记载的十味温胆汤，方由温胆汤加炒酸枣仁、远志、五味子、熟地黄、人参、甘草组成，气虚痰热化风扰心，温胆汤证兼有气短乏力、脉沉弱者，可用此方治疗。

总之，气血阴阳调和、心神内守、脉气顺接，心脏节律才可如常，心悸怔忡等自无从发生。无论外风，还是内风，皆可上扰心神、内舍营卫血脉而引起心律失常。因为风主动、来去不定、发病没有规律，此特点和阵发性快速性心律失常发作的特点颇为相似，所以从风论治多有一定作用。外风宜散，心律失常因感受外风而诱发或加重者，可在辨证论治的基础上透解表邪，或急则治标，首先疏风解表，根据风邪兼夹寒、热、湿邪的不同而区别用药；内风宜息，内风虽常见于肝肾阴虚化风、阳亢化风、血虚化风，但也可见于痰热、血瘀化风，临床应详辨脏腑的虚实，施以不同的息风治法。阵发性快速性心律失常的直接原因在于血脉失和、心神不宁、脉气不相顺接，因此在疏解外风或平息内风的基础上，应始终注意宁心安神和调和血脉两个方面。心神安、血脉和、内外风得息得解，血脉之气自可调和，心律失常自可好转或向愈。

十五、以"筋缓无力"和"痉挛强直" 为纲辨治中风

缺血性中风以猝然昏扑、不省人事、半身不遂、口眼歪斜、言语不利为主要症状，亦称为"脑卒中"。病轻者可无昏迷，仅见半身不遂及口眼歪斜，或仅见肢体活动不利，言语不清。根据中风患者临床症状出现"筋缓无力"和"痉挛强直"的不同，可将其病机概括为两个方面：即"血管无气"和"肝风内动"。以此为纲，结合不同

兼证,辨病与辨证相结合治疗,可执简驭繁,便于临床遣方用药。

在中风的临床辨证治疗过程中,往往会忽视"弛缓无力"与"痉挛强直"两种不同症状病因病机的差异,但这两种症状却可作为中风辨证论治的纲领。"肢体弛缓无力":清·王清任《医林改错·半身不遂本源》中论述甚详:"元气藏于气管之内,分布周身,左右各得其半,人行坐动转,全仗元气。若元气足,则有力;元气衰,则无力;元气绝,则死矣。"气为血之帅,气虚则血行瘀滞,四肢筋脉失养,继而废弱无用,表现为弛缓无力。因此,血管无气、筋脉失养是中风"弛缓无力"的基本病机。关于"拘挛强直",《素问·至真要大论》云:"诸暴强直,皆属于风。"此处的风为内风。内风的成因多与肝肾亏虚相关,即所谓"诸风掉眩,皆属于肝"。其病机有两个方面:一为肝血不足,血虚不能养肝敛肝,肝阳化风、虚风内动;二为肝肾阴虚、精虚,阴不敛阳,肝阳上亢而化风。肝主筋脉,肝风内动、横逆筋脉,故见肢体痉挛、活动不利。中风的不同阶段,因为虚实变化的不同,亦可有"弛缓无力"与"痉挛强直"表现的相互兼夹和相互转化。

中风发病初期,患者多表现为肝风内动、筋脉拘急、痉挛强直,内风较为显著,且往往肝风夹痰、夹瘀、夹毒等上扰脑窍。病情相对稳定或好转后,肝风内动之象渐息,痰浊瘀毒之邪渐减,正虚逐渐显现,表现为元气亏虚、血管无气,或精血不足、虚风内动。筋脉失却气血推动濡养,则肢体废弱无力、弛缓无用。

1. 痉挛强直或弛缓无力的辨证治疗

中风的病因病机,总属阴阳失调、气血逆乱。阴阳失调、气血逆乱的关键总在虚实两端,虚主要在气行血无力,实则在内风横逆经筋。气行血无力者,多表现为"筋缓无力";内风横逆经筋者,多表现为"痉挛强直"。治疗或以息风为上,或以补气为主,应根据"筋缓无力"和"痉挛强直"的不同及其兼夹症状辨证加减治疗。

（1）阳亢化风：中风后肌张力增高，腱反射亢进，出现"痉挛强直"的患者，多为血虚或肝肾阴虚不能敛肝阳，肝阳亢逆风动。此类患者平素血压多偏高、性情急躁。治疗时首先应平肝柔肝息风，养血活血通络；肝阳得平，内风得息，再以益气活血方药为主治疗。平肝柔肝息风、养血活血通络，多可选用天麻钩藤饮、羚角钩藤汤等加生地黄、当归、山茱萸、川木瓜等养肝柔肝舒筋。肝阳暴涨，头痛、面红、目赤、眩晕者，可结合矿石类重镇药物如珍珠母、代赭石等平肝潜阳，或易用镇肝熄风汤加减，重镇暴涨之肝阳，但临床应中病即止，以免阻遏气机、妨碍血脉运行。

（2）元气亏虚：中风后出现肢体"弛缓无力"，或中风恢复期患者逐渐出现肢体偏枯不用、肢软无力、面色萎黄、舌质暗或有瘀斑、脉细涩或细弱者，病机多为元气亏虚、瘀血阻脉，可参照王清任补阳还五汤的配伍方法，重用补气药，轻用活血化瘀药，以达"气行血行"的目的。补气亦应元气和宗气并补：补益元气宜用人参或西洋参；黄芪擅长补肺气、宗气，补元气之力稍弱。临床治疗中风患者，尤其是中风恢复期，病程日久，肢体弛软不用的患者，应生黄芪和人参或西洋参合用。王清任言中风多属元气亏虚，半身血脉无气，却只用大剂量黄芪，配伍小量活血化瘀通络之品，是为黄芪补而兼通之故，但补元气之力仍稍嫌不足。其实，肾之元气非人参、西洋参不能补。人参或西洋参，上可补心肺，下可补肾元，和黄芪相伍，可显著增强补气活血之力，提高肢体弛缓无力中风患者的疗效。但若患者脉弦有力，则不可大剂量应用人参、西洋参或黄芪，以免气与血并行于上，导致脑出血之变。

2. 根据兼证灵活配伍

古代医家对痰、瘀致中风的病机多有认识。《素问·生气通天论》曰:"阳气者,大怒则形气绝,而血菀于上,使人薄厥。"指出了中风与瘀血的关系。《本草新编》指出:"中风未有不成痰瘀者。"缺血性中风患者多有经络血脉痰瘀互结,痰瘀互阻是中风发病及临床症状缠绵难愈的主要环节,同时也是导致久病痰瘀蕴热酿毒、损伤脑络,再次出现失语、神昏、偏瘫等中风事件的关键。

(1)风痰阻络:中风多见于中老年人,肝肾阴虚、阴不敛阳、肝阳上亢,或肝气横逆克伐脾土,脾失健运、痰湿内生、滞于脉道、阻滞气机。中风后期,患者骨节疼痛、肢体虚浮、痉挛不利等,均为经络风痰阻滞之征。常用治疗方法为在半夏、茯苓、橘络、胆南星等健脾化痰基础上,配伍搜剔经络风痰的虫类药,如全蝎、僵蚕、地龙等,以取搜风通络化痰之效。

(2)瘀血阻络:肝风内动与气血紊乱、筋脉失养密切相关。"治风先治血,血行风自灭",治风重在养血活血。在治疗中风导致经筋挛缩的患者时,尤应注重活血通络,可在当归尾、丹参、川芎、赤芍、桃仁等活血化瘀的基础上,配伍海风藤、络石藤、豨莶草、地龙、全蝎等搜风通络,以使瘀血去、脉络和、肢体功能恢复。

(3)毒损脑络:中风后发生的脑组织损伤坏死、炎症反应、氧化应激和细胞凋亡等,与中医"毒"邪致病的起病急骤、传变迅速、直中脏腑和腐肌伤肉损脉等特点多有相似之处。中风后痰浊、瘀血阻滞脉络,血行瘀滞或不循常道溢出脉外,瘀久不消,组织器官变性坏死,则蕴化成毒。同时,毒邪亦可致瘀,表现为毒邪伤津耗阴、阴伤血瘀;毒壅气机,气壅血瘀;或毒邪损伤脑络神窍,络伤血瘀。临床应根据患者的病证特点,在活血化瘀的基础上,配伍大黄、黄连、胆南星、地龙、人工牛黄、石菖蒲等以活血化痰开窍或活血解毒开窍。

（4）肝肾精虚：《素问·阴阳应象大论》曰："年四十，而阴气自半。"中老年中风患者即使无明显肾虚表现，亦可存在一定程度的肾精亏虚。中风后出现筋脉拘挛、骨软不用等，宜用补肝肾填精、强筋、壮骨药，药宜甘温，即使偏于阴精亏虚患者，亦应在补阴精的基础上，佐以甘温补肾之品，以助阳化气。阳主升主动，阳气复，则筋骨容易恢复屈伸功能。药如熟地黄、骨碎补、川续断、山萸肉、菟丝子、巴戟天等。

总之，中风的病因病机复杂，病情变化多端，为古今难治病之一。临床以"弛缓无力"与"痉挛强直"两个典型症状对应病机的虚实为纲，从气血阴阳和风痰瘀毒的虚实进行辨证，治疗或以平肝息风为主，或以补益元气为主，在此基础上根据兼症的不同分别辅以搜剔风痰、活血通络、解毒开窍、滋补肝肾等法，对于中风治疗可达执简驭繁的作用。

十六、以柔肝平肝、息风安神法论治失眠

失眠是指患者睡眠时间和／或质量不足，并影响白天生活的一种综合征，临床可有多种表现，如入睡困难、多梦易醒、早醒，其中约半数患者可有两种或三种症状同时并现。持续性睡眠障碍可增加急性心肌梗死、心力衰竭、高血压病、糖尿病等重大慢性病的发病风险，而且是精神障碍、抑郁症甚至自杀的独立危险因素。西医治疗主要以苯二氮䓬类和非苯二氮䓬类药物为主，如替马西泮、劳拉西泮、曲唑酮等，但长期服用这类药物易产生依赖性及耐药性，并可导致乏力、共济失调、顺行性遗忘、复杂性睡眠行为（如梦游）等不良反应。

失眠属于中医"不寐"的范畴。《灵枢·太惑论》云："卫气不

得入于阴,常留于阳。留于阳则阳气满,阳气满则阳跷盛,不得入
于阴则阴气虚,故目不瞑矣。"说明阳气不能入阴是导致失眠的
基本病机。关于从"阳不入阴"的角度入手治疗失眠,历代医家
皆有论述。《本草纲目》云:"秫,治阳盛阴虚,夜不得眠,半夏汤中
用之,取其益阴气而利大肠也,大肠利则阳不盛矣。"指出了一个理
气调理肠胃治疗阳盛阴虚、阳不能入于阴的不寐的方法。《医学心
悟·不得卧》曰:"有湿痰壅遏,神不安者,其症呕恶气闷,胸膈不利,
用二陈汤导去其痰,其卧立至。"表明化痰安神治疗不寐,亦可获得
好的临床效果。由于现代社会生活节奏紧张,肝肾阴血亏虚、虚风
内动、上扰心神,使阳不入阴、失眠者十分常见,成为目前失眠的一
个重要病因。

传统中医对于肝风导致失眠早有认识。《素问·刺热论》云:
"肝热病者……热争则狂言及惊,胁满痛,手足躁,不得安卧。"说
明热邪伤肝、灼伤阴血、阴不制阳,引发肝风上扰、魂不安藏,可出
现不得安卧,临床严重者可见彻夜不眠或时睡时醒。肝血亏虚,
肝失血养不能涵阳,阳亢风扰心神,亦可导致失眠。《杂病源流犀
烛·不寐源流》曰:"有由肝虚而邪气袭之者,必至魂不守舍,故卧
则不寐。有由真阴亏损,孤阳漂浮者,水亏火旺,火主乎动,气不
得宁,故亦不寐。"说明肝肾阴虚、水不涵木、肝失濡养,肝脏阴阳
失衡,肝阴不能制约肝阳,导致风阳内动,上扰心神可出现不寐。
因此,滋补肝肾、柔肝平肝、息风安神应为治疗失眠的一个重要
方法。

1. 滋阴养血柔肝

肝肾同源,肝藏血依赖肾阴滋养。肝脏为风木之脏,内寄相
火,其气易升易动,升之太过则亢,动之太过则逆。生理状态下,
肝气的"升发"之用靠"肝阴"的滋养而疏畅条达;病理情况下,

肝阳上亢的原因则多为肝阴肝血亏虚不能涵阳。因此,临床失眠不寐常由肝肾阴血亏虚、肝阳上亢化风、风动神摇、阳气不能入阴、血不敛魂而致。《血证论·卧寐》指出:"肝病不寐者,神不得安,肝藏魂,人寤则魂游于目,寐则魂返于肝。若阳浮于外,魂不入肝则不寐。"表明肝血不亏,则魂归于肝,寤寐如常;若肝血亏虚,魂无所依,不能归藏于肝,则引发不寐;或肝不藏血,血不能归于肝,魂不归藏,神不得安,亦可病生不寐。《素问·五脏生成》指出:"故人卧血归于肝。"凌晨 1 时~3 时,肝经当令,正常入睡,人体血液才能归于肝,次日凌晨才能输布于血脉脏腑,营养四肢百骸。若人作息逆时颠倒、晚睡晚起、阳气妄动、阴血暗耗;或焦虑抑郁、思虑伤脾、气血生化乏源,无以储藏血液于肝,皆可导致肝阴血不足、虚风上扰,引发失眠。对于肝阴肝血不足的治疗,《血证论·吐血》记载四物汤加减治疗血虚不寐:"肝血虚,则虚烦不眠,骨蒸梦遗,宜四物汤,加枣仁知母云苓柴胡阿胶牡蛎甘草。敛戢肝魂,滋养肝血,清热除烦。"《金匮要略广注》论述酸枣仁汤时指出:"虚烦不眠者,血虚生内热而阴气不敛也⋯⋯肝虚者,血不归经,故虚烦不眠。枣仁补肝,味酸,气主收敛,则阴得其养,血自归经而得眠矣,川芎亦入肝经,佐枣仁以养肝生血,茯苓降逆气以除烦,知母滋阴虚以清热,甘草补正泻邪,皆所以治虚烦不眠之功。"提示肝阴血不足、血不藏魂、神魂失养而致的不寐,其治疗应予滋阴养血之法。因此,临床治疗失眠,用药不宜刚而宜柔,不宜伐而宜和,以滋养阴血安神为主要方法。

2. 柔肝息风安神

《临证指南医案·肝风》云:"故肝为风木之脏,因有相火内寄,体阴用阳,其性刚,主动主升,全赖肾水以涵之,血液以濡之⋯⋯则刚劲之质,得为柔和之体,遂其条达畅茂之性,何病之有。"《王旭高临证医案·肝风痰火门》指出:"……肝阴久亏,风阳上扰不熄……多烦少寐……自宜育阴熄风,镇逆宁神。"表明肝阴血不足、肝阳偏亢、阴阳失衡、阳不入阴,则寤寐失常。因此,治疗失眠应注重滋阴养血柔肝、息风安神。组方除用白芍、当归、生地黄等滋阴养血外,还当用怀牛膝、杜仲、桑寄生、天麻等平肝柔肝、息风,不用代赭石、磁石、生牡蛎等重镇安神。在此基础上,配伍柏子仁、茯神、首乌藤、合欢花、酸枣仁等宁心安神。三类药物配伍相合,使肾水充、肝血养、虚阳平、内风息,则心神得安,睡眠自可如常。

平肝柔肝、息风安神,笔者常用天麻、杜仲、合欢花、酸枣仁药对。其中杜仲有一定降压及镇静作用;天麻具有息风安神、镇静安眠作用;合欢花能解郁安神,用于虚烦不眠、抑郁不欢、健忘多梦等;酸枣仁养肝养心、宁心安神。四味药配伍于辨证治疗方药中治疗失眠,可提高疗效。

3. 养心清心安神

《素问·灵兰秘典论》云:"心者,君主之官,神明出焉。"《景岳全书·不寐》云:"盖寐本乎阴,神其主也,神安则寐,神不安则不寐。"说明心脏是否主神明与不寐的发生关系十分密切。肝肾阴虚,相火上扰、助煽心火;或临床不寐患者病情缠绵不愈,暗耗心血、心血亏虚、心神失养、心火妄动,两者皆可致心神不安而失眠。此时治疗应在滋养心血的基础上佐以清心安神,才可获得好的疗效。《先醒斋医学广笔记》指出:"治不寐以清心火为第一要义。"可见,治疗失眠患者,应在辨证基础上适当配伍丹参、莲子心、淡竹叶或小剂量黄连清心安神。丹参味苦性微寒,入心肝经,功同"四物",有养血活血、清心除烦安神之效;莲子心,归心、肾经,味苦性寒,有清心火、交通心肾之效;淡竹叶,味甘淡,性寒,可清心火除烦、利尿,可使心火从小便而解;黄连味苦性寒,可清心宁神。失眠患者可在辨证治疗的基础上,分别选用四味药中一二味配伍于辨证方药之中,可取清养相合、心清神安之效。此外,围绝经期女性失眠患者,肝阴血亏虚往往为其主要病机。女子以肝为先天,以血为本。所以,临床治疗围绝经期失眠患者,更应重视滋补肝肾阴血、柔肝疏肝,在此基础上佐以养心安神。

验案举隅

崔某,女,52 岁,2016 年 8 月 2 日初诊。主诉失眠伴乏力 5 年。症见睡眠易醒,睡眠时间短,每天 3~4 小时左右,醒后难以入睡,白天头晕、乏力,小便可,大便稍干,舌质红,苔薄白,脉沉细弦,尺脉稍弱。中医诊断为"不寐",辨证为肝肾阴虚、风阳上扰心神,治用滋肾平肝、息风安神为法。处方:天麻、杜仲、桑寄生、酸枣仁、首乌藤、茯苓、莲子心、柏子仁、火麻仁、珍珠母、生甘草。14 剂,水煎服,每日 1 剂。

2016 年 8 月 16 日二诊:患者睡眠稍有好转,白天头晕、乏力减轻,仍有多梦,舌质红,苔薄白,脉沉细弦。处方:上方加生龙齿、合欢花疏肝镇静安神,续服 14 剂,水煎服,每日 1 剂。

2016 年 8 月 30 日三诊:患者诉睡眠质量明显好转,头晕乏力明显减轻,每日睡眠时间可至 5 小时以上,舌脉同上。处方:天麻、杜仲、生地黄、白芍、川芎、当归、香附、枸杞子、酸枣仁、首乌藤、茯苓、珍珠母、莲子心、生甘草。续服 14 剂,水煎服,每日 1 剂。

2016 年 9 月 15 日四诊:患者诉每日可睡眠 6 小时左右,效不更方,每 3 天停服 1 天。1 个月后患者随诊,诉睡眠质量明显提高,心情好转,生活质量明显改善。

按:患者为围绝经期中年女性,失眠时间较长,肝血不足,血不藏魂，所以易醒，醒后难以入睡。患者肝血亏虚，肝失所养。肝为罢极之本，所以白天头晕、乏力；肝血亏虚，肠道失于濡养，所以大便偏于干结。结合舌脉，辨证属肝血亏虚、不能涵阳、虚风内动、上扰心神。因此，辨证治疗以滋阴养血、息风安神为主。方中以杜仲、桑寄生补益肝肾；天麻、珍珠母平肝息风；酸枣仁、首乌藤、茯苓宁心安神；莲子心清心安神；柏子仁、火麻仁润肠通便；甘草清心火而调和诸药。三诊时，根据患者睡眠时间不能进一步改善的症状，认为患者阴血亏虚较重，处方加强补肝血的力量，以四物汤加枸杞子养血；香附疏肝理气；酸枣仁、首乌藤、茯苓、莲子心养心清心安神；珍珠母平肝镇静；生甘草调和诸药。诸药配伍，在滋阴养血、柔肝平肝的基础上，注意养血安神和清心除烦安神，切中病机，故患者服药后诸症明显改善。

失眠患者多为从事脑力工作、缺少运动的人。此类人群常思虑过多、肝血心阴暗耗，使阴不涵阳、肝阳化风上扰心神，发生失眠。临床以滋阴养血、柔肝息风安神为主，同时根据患者阴虚、虚火、风动、血脉失和的侧重，结合清肝、疏肝、清热、活血等治疗，临床多可获得较好疗效。

十七、从肝藏血、主疏泄辨治围绝经期综合征

围绝经期综合征，又称围绝经期综合征，发生于妇女绝经期前后，是因卵巢功能的减退或丧失、性激素分泌减少引起的以神经、内分泌等多系统功能紊乱的一组综合征，临床以潮热、汗出、情绪烦躁或抑郁、失眠、眩晕、月经紊乱、皮肤感觉异常、骨关节疼痛或精神心理改变等为主要临床症状。绝大多数女性在绝经期前后有程度不等的围绝经期综合征的临床症状，且绝经期前后心

血管事件和骨质疏松发病率显著增加。目前,围绝经期综合征的西医治疗以雌激素替代疗法为主,虽然一定程度上可缓解绝经前后症状,但却可显著增加子宫出血、子宫内膜癌、乳腺癌等不良反应,这限制了雌激素疗法的应用。

肝藏血与疏泄相互为用,肝脏正常藏血为肝疏泄功能的物质基础,肝脏正常疏泄为肝藏血的具体表现。肾藏精、肝藏血,肝肾精血同源。围绝经期女性,因经历经、带、胎、产等各种原因损伤了肝肾阴血,导致精血不足、水不涵木、血不濡肝,肝体失其柔和之性,疏泄之用也必为之不利或亢逆为害。此外,肝用疏泄不及或太过,气机抑郁化火或亢逆化火,又可进一步损伤肝之阴血。因此,围绝经期女性的肝体亏虚、肝用异常处于交互为患的特殊阶段,此阶段女性天癸表现为渐"少"至"竭",月事表现为渐"紊乱"至"止",基本病机表现为肝肾阴血失养、疏泄失调。临床治疗应注意如下方面。

1. 养血辅以活血

对于围绝经期综合征患者,补肝血当用甘、酸之味以补肝体,用偏温之性以助肝用。甘能缓急,"肝苦急、急食甘以缓之";酸味入肝,酸甘化阴,以补肝体。用以偏温之性者(偏温、非温燥),以肝体阴而用阳,主升主动。补肝血虚时,用药应稍偏温,温则宜升宜动,有助肝用疏畅条达。再者,温性有助血脉运行和肝脏藏血。可以选用四物汤,方中熟地黄、白芍、当归、川芎 4 味药,只有白芍药性偏凉,其余 3 味皆偏温。方中熟地黄、白芍,味厚以养肝血;当归、川芎则辛温性散,养血活血,以顺肝用。动静结合、寒温并用,切和肝脏阴阳气血生化之机。舌红苔少,血分阴分有热者,用生地黄易熟地黄,加丹参、地骨皮、黄芩养血活血、清化阴分内热。在此基础上,临床可稍加合欢花、玫瑰花、麦芽等疏肝理气,以顺肝用。

2. 柔肝不宜镇肝

肝体阴用阳,为刚脏,愈镇愈烈,故对于围绝经期综合征肝阳上亢的患者,切不可过用平肝潜阳类药物,如龙骨、牡蛎、珍珠母、生龙齿、代赭石等。此类药物虽可平肝一时,但重镇之性困遏肝用的条达。治疗肝阳上亢,用药贵在调理气血的冲和之性,柔肝体、顺肝用、使气血调和,则上亢之阳不潜自平。轻度肝阳上亢,症见头痛、目眩者,用柴胡疏肝散或四逆散疏达肝气,酌加当归、川牛膝引上亢之阳下行;中度肝阳上亢,症见面部烘热、头部胀痛者,用丹栀逍遥散类以清肝疏肝,加川牛膝、丹参等引血下行;若肝阳上亢程度较重,出现头痛欲裂、面部烘热、口苦、烦躁等,此时可用天麻钩藤饮、镇肝熄风汤类方药平肝潜阳,但不可久用,上亢之阳潜镇后,则应以柔肝疏肝之法调理气血。

肝阳上亢患者多伴有肝肾阴血不足。因此在平肝潜阳方中,需要配伍滋阴养肝之品。即使没有明显的阴虚体征,亦可稍配伍墨旱莲、女贞子、生地黄、白芍、百合等,对减缓卵巢功能衰退、减少骨质疏松和改善围绝经期患者的失眠、烘热、出汗等,具有一定的作用。

3. 疏肝辅以柔肝

围绝经期综合征患者,往往伴有肝气不疏所致的情志抑郁焦虑,病机多为肝气郁滞或郁而化火,治当疏肝解郁理气为主。但肝脏的疏畅条达以肝体的阴血充养为前提,故疏达肝气郁滞应用疏肝理气药时,要适当配伍养肝柔肝药,如白芍、枸杞子、女贞子等药物,使肝体得柔,肝用得以条达,同时又可防肝脏疏泄太过,耗伤肝阴。《伤寒论》中的四逆散在应用柴胡、枳壳疏肝的同时,伍白芍养阴柔肝,即是一个疏达肝气方剂配伍的范例。

《金匮要略·脏腑经络先后病脉证第一》云："见肝之病，知肝传脾，当先实脾。"肝郁之证，往往横逆乘脾，影响脾胃运化。因此，疏解肝郁治疗肝气不舒诸证时，应酌情加调理脾胃药，如四君子之类，以培补脾气，防止肝郁乘脾。同时，肝脏作为条畅气血之脏，若肝气机不疏，血液运行往往会影响血脉通利，出现血脉瘀滞，因此气滞血瘀在肝脏病变中较为常见。治疗肝郁证，尤其是长期肝气不舒者，即使没有血瘀之征，亦应佐以活血之品，如川芎、红花、片姜黄、当归等，使血以载气、血脉条畅，达到肝气条达的目的。

4. 补肝不忘滋肾

乙癸同源，肝阴源于肾阴，肝阴亏虚必伴有肾阴亏虚。围绝经期综合征患者补肝阴，应肝肾并补，方用六味地黄汤加减。兼有肝阳上亢者，方用杞菊地黄汤（六味地黄汤加枸杞子、菊花）加减；兼有肝气不舒、郁而化热者，方用滋水清肝饮（六味地黄汤加当归、白芍、酸枣仁、柴胡、栀子）。古人许多补肝阴的方剂，皆为乙癸双补，在滋补肾阴的基础上加减，即使补肝血的代表方四物汤，或《医学六要》的补肝汤，也用生地黄滋补肾阴。肝阳虚恶寒者，可用六味地黄汤滋补肝肾和《景岳全书》的暖肝煎加减祛寒暖肝。

总之，女性围绝经期综合征的临床症状变化多端，可严重影响患者的生活质量，同时也与多种疾病尤其是心血管病的发生发展密切相关。如何改善患者的临床症状和生活质量，降低相关疾病的发生率，是围绝经期综合征治疗的主要问题。西医激素替代疗法有较大的局限性，而且女性患者大多不太接受激素替代疗法。女子以肝为本，临床治疗此病注重肝藏血（肝体）和主疏泄（肝用）的特点，结合乙癸同源、脏腑相关、气血互化的关系，以调补天癸为主,疏达气血为辅,根据患者的虚实偏重和兼夹病邪不同进行辨证加减治疗,多可收到较好的效果。

十八、从阴分、血分、伏毒谈 急性白血病辨证治疗

急性白血病(简称:急白)病情危重,症状多变,目前多认为属中医的虚劳、急劳、髓劳、温病的范畴。急白发病有突发和缓慢起病两种形式:平时如常、突然起病者,多表现为高热汗出、口渴、畏寒短暂或无畏寒、甚则畏热、烦躁、鼻衄、齿衄、发斑、便血、骨骼疼痛等,尤其是胸骨疼痛等;缓慢起病者,初期多见神疲乏力、口干咽燥、低热盗汗、手足心热、骨骼疼痛,或兼见齿衄、鼻衄发斑等。但无论急性发病还是缓慢起病,临床都可见到正气虚损的表现,这与正盛邪实的温热病显然不同。《素问·金匮真言论》说:"冬不藏精,春必病温。"又说:"夫精者,身之本也,故藏于精者,春不病温。"肾为水脏,受五脏六腑之精而藏之,肾精是人体抵御病邪的根本。肾精不足,邪毒伏于阴分、血分、骨髓,应春阳升发而发病,产生了温病。肾精亏虚,不能托邪外出,邪毒燔结于少阴,又易耗灼真阴。所以,急白一发病就有正虚精亏的症状。

急白阴分、血分、骨髓伏毒损伤正气的程度有轻有重:轻者伏毒仅伤及气血,可只表现为气血两虚的症状;重者伏毒则耗灼肝肾阴精,表现为肝肾亏虚、阴虚火毒上燔的症状。因为伏毒伤阴耗气的程度不同,临床亦有不同的转归。邪毒蕴结伤正轻者,一般治疗效果较好。

温热病的发病过程一般遵循着卫气营血、由表及里的传变规律,卫气营血各阶段的症状区别较为显著,其中舌脉具有代表性的变化:卫分脉浮数,苔薄白;气分脉洪数有力,苔黄燥向厚;至

营血邪热伤阴,脉变为细弱,舌质变为红绛。急白发病与此明显不同,病初起时脉多细数或沉细而数、舌质多淡白、苔多薄白,和伏气温病的症状较为相似。何廉臣说:"伏气温热,邪从里发,必先由血分转入气分,表症皆里症浮越于外。"清代王孟英说:"伏气温病,自里出表,乃先由血分,而后达于气分,故起病之初,往往舌润而无苔垢。"舌苔乃胃气上腾蒸氤而成,因伏气温病阴分的伏热伏毒由内而发,开始未累及阳明胃腑,故舌苔多无变化。精损血亏,不能上荣于舌,所以舌质多淡白。再者,温病出现高热、汗出、不畏寒反恶热、发斑发疹多是邪热由表及里,病势转重,伏气温病阴分伏毒出现的高热汗出、发斑发疹则多是伏邪从里达表,病情趋向缓解。部分急白患者高热、汗出、发斑发疹后,临床症状逐渐缓解或消失,血象和骨髓象也可获得缓解,这和伏气温病的发病过程也较为相似。

急白的白血病细胞按照特定速度不可抑制地增长,化疗药物以对数级别杀伤大量恶性白细胞后,大部分白细胞处于 G0 期,症状缓解,病情趋于稳定。间隔一段时间,G0 期白细胞再过度增殖分化,幼稚白细胞大量增多,又出现白血病的相关症状。这可用伏气温病理论解释:正气和伏邪(阴分热毒伏毒)的彼此消长决定着急白的临床过程,化疗药物杀伤恶性白细胞,基本上可以认为是祛邪,邪却正气得复,病情缓解,但阴分伏气邪毒并未能祛除殆尽,仍继续耗灼正气,发展至正虚邪盛,伏毒又可外发,使病情恶化。这里肾精是否充足是矛盾的主要方面,若肾精不亏或亏而不甚,伏毒蕴结较轻,则缓解期较长甚或长期稳定;若肾精亏损较甚,伏毒蕴结严重,则缓解期较短,甚者正气不耐邪毒损伤或祛邪攻伐,病情始终不能缓解,直至死亡。

清代柳宝诒说:"温病邪伏少阴,随气而动,流行于诸经,或乘经气之虚而发,或挟新感之邪气而发,其发也,或由三阳而出,或由肺胃;最重者,热不外出,而内陷于手足厥阴,或肾气虚不能托邪,而燔结于少阴。是温邪之动,路径多歧,随处可发,初不能指定发于何经,即不能刻定见何脉象也。"急白临床表现错综复杂,有的表现为邪毒耗伤气血或肺胃津液;有的则表现为内陷肝肾厥阴、少阴,迫血妄行。究其原因,正如柳氏所言"邪伏少阴,随气而动"。这里的"随气而动",多是由外感新邪或过度劳累引发,外感新邪和过度劳累与"气流何处"有一定的关系,外感引发伏邪(毒)者,多兼有卫分症状;劳累引发的气血不足、肝肾阴精耗损者,则阴精亏虚的症状较为突出。

综上所述,急性白血病的病理机制基本上可以认为有两个方面:一是机体阴精、气血素亏,温毒外发时很快出现元阴损伤、气血亏虚的征象;二是温热邪毒燔结阴分、血分较重,易于传变。温热邪毒较重者,多骤然起病,出现伤精动血的症状。在伏气温病治疗上,何廉臣指出:"灵其气机,清其血热。"柳宝诒说:"治伏气温病,当频频顾其阴液。"可见滋补阴液、清透阴分伏毒是治伏气温病的基本治法,方可用六味地黄丸、左归丸等加黄芪、天冬、半枝莲、白花蛇舌草、露蜂房、青黛、雄黄等托透化解阴分伏毒,甚至加砒霜剧毒之品以毒攻毒。此处用黄芪,为取其托阴分、血分伏毒外出之意;急白仅表现为气血亏虚、邪毒内伏者,则又当益气养血、清透伏毒为法,方用十全大补汤或归脾汤加上述清透阴分伏毒的药物。

总之,急白病变在于骨髓的恶性造血,伏毒在阴分血分,不同于一般的温热疾病,由外感温热之邪而致。根据阴分血分伏毒的认识,在味厚滋补阴血方药的基础上,结合清化透解阴分伏毒的药物,临床多可望获得较好的效果。

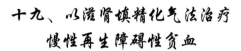

十九、以滋肾填精化气法治疗慢性再生障碍性贫血

慢性再生障碍性贫血（简称：慢性再障）是一种骨髓造血功能衰竭的综合征，以骨髓造血细胞增生能力减低、衰竭和外周血全血细胞减少为特征，以贫血、出血和感染为主要临床表现，属于中医"血虚""血枯""髓枯""虚劳"等病的范畴，其发病虽与心、肝、脾、肾皆密切相关，但关键在肾，因为肾藏先天之精，为元气生发之源，主骨生髓。慢性再障的病理演变过程，始终存在阴损及阳、阳损及阴、阴阳双亏、精血并损的病理机制，只是疾病的不同阶段可表现为阴阳亏损的偏重不同。如何根据慢性再障不同阶段的阴阳虚实变化，注重阴阳互根、精血互化，合理滋肾、填精、温阳、化气，滋补而不壅遏气机，温补而不伤阴动血，是中医临床治疗慢性再障的关键所在。

1. 滋阴填精

滋阴填精稍佐助阳，以使阴得阳升而生化无穷，是慢性再障的基本治法。这里的助阳，并非仅限于在滋补肾阴药熟地黄、枸杞子、女贞子、桑椹、石斛、龟甲等的基础上稍加附子、肉桂，或巴戟天、淫羊藿、肉苁蓉，甚至鹿茸、鹿角霜血肉有情温阳之品，在味厚滋补的基础上加淡渗药如茯苓、泽泻、薏苡仁、车前子，或芳香醒脾药砂仁、甘松、石菖蒲等以升阳化阴，亦为阴中求阳的常用方法，如六味地黄丸、左归饮用淡渗的茯苓，即是此意。一般肾阴亏虚，症见低热、手足心发热、盗汗、腰膝酸软、舌苔少者，可用六味地黄丸加二至丸、菟丝子、当归、枸杞子等；阴虚火旺动血，在阴虚见证的基础上兼见皮下出血、鼻衄等，应滋阴清虚火宁血、引血下行，可用六味地黄丸将熟地黄改为生地黄滋阴凉血，加龟甲、鳖甲滋阴潜阳,知母、黄柏坚阴清热,川牛膝引血下行,仙鹤草、茜草等宁血止血。临床常可见到部分阴虚为主症的患者,虽有一定虚热症状,但一味滋阴填精,或稍加清热凉血药,即出现腹泻、纳呆、胃脘部冷痛、腰膝怕冷等阳虚之候,此为阴虚虚火上扰掩盖了患者素体的阳虚,应在滋阴基础上配伍砂仁、白术、菟丝子、补骨脂、山药等健脾补肾药,以达阴阳双补的目的。

2. 温阳填精

肾阳以肾阴、肾精为基础化生。慢性再障阳虚,以恶寒、腰膝酸软、下肢怕冷、舌淡胖大、苔滑为主要见症者,要以大剂填精滋肾为主,稍佐温阳,以阴中求阳。临床一般有两种方法:一是选用温而不燥或血肉有情之品,如山萸肉、补骨脂、巴戟天、菟丝子、鹿茸、紫河车等,药物本身即具有阳中有阴的特点。《太平惠民和剂局方》大菟丝子饮为此治法的代表方剂,有较好的促进骨髓造血作用。只是此方味厚而静少动,临床应用应稍加芳化淡渗之品,如砂仁、茯苓、陈皮等醒脾理气;二是以味厚滋阴药如熟地黄、生地黄、墨旱莲、龟甲、鳖甲等为主,配伍少量辛温药,如附子、肉桂等,代表方如右归丸,以阴中求阳,使少火生气化血。

3. 填精化气

一般贫血性疾病,如缺铁性贫血、营养不良性贫血等,多由脾脏亏虚、水谷精微化生血液不足所致;慢性再障的贫血,病在骨髓,在于精血不能互化,在于元气不能化生精血。此类患者的治疗,单纯补脾生血往往不能获得满意效果。气短、乏力等气虚症状明显的患者,可在填补肾精的大菟丝子饮的基础上加人参类药物填精化气。阳虚恶寒明显者,用红参;阳虚不明显者,用生晒参;阳虚伴有津伤口干、口渴者,用西洋参。慢性再障的补气,党参难以起到化精生血的作用,非人参类药物大补元气才可化气生精。没有气虚下陷的症状,一般也不需用黄芪,以免气升动血。若有气虚下陷症状,再用生黄芪补气升气,但应用生黄芪,不用炙黄芪,以免甘温太过。

4. 活血通络

慢性再障患者虽有顽固性贫血,但许多患者除面色萎黄、舌质淡胖外,还多有口唇眼睑色暗、舌质瘀点瘀斑等,此类患者应在滋肾填精的基础上,结合活血化瘀药以活血脉、通髓络、生精血。血瘀轻者,用当归、鸡血藤、丹参、银杏等养血生血;血瘀重者,用水蛭、土元等虫类活血药搜剔骨髓络脉瘀血,以改善骨髓造血微环境,促进瘀去精化血生。

5. 运脾生血

运脾生血对于慢性再障骨髓增生减低不明显、贫血不严重的轻症患者,单用运脾生血可有一定的作用,方可用当归补血汤、保元汤或归脾汤加减。对于慢性再障时间长、骨髓增生减低、贫血明显的患者,运脾生血应作为补肾填精生血的辅助方法。两者合用,一可先后天并补;二可补后天以促先天化生,防止味厚药腻滞脾胃、促进滋肾填精药的吸收。

总之,慢性再障一般多是慢性演变、逐渐发展的病理过程,中医病机的变化往往按照脾肾—肾阳—肾阴—肾精的规律变化。肾精亏虚虽为慢性再障的基本病机,但脾虚也多伴随整个病理过程,即使阴精亏虚、相火上扰的患者。慢性再障不仅存在阴损及阳、阳损及阴,也存在由肾及脾、由脾及肾的病理过程。因此,慢性再障虽不能单从脾胃气血调治,但也不能一味填补肾阴肾精、温补肾阳,而应气血阴阳兼顾,先后天并补。补后天以滋生先天之精,补先天以促进后天水谷精微运化,借此达到恢复骨髓造血功能的目的。

二十、整体辨证和局部辨病结合，治疗消化性溃疡

消化性溃疡以胃、十二指肠慢性溃疡为主，是多种病理因素引起的非特异性溃疡，主要原因为胃酸、胃蛋白酶的消化与胃、十二指肠的抵御作用之间失去平衡。消化性溃疡的临床症状以上腹部疼痛、反酸、呕吐、嗳气等为主要特征，尽管目前抑制胃酸分泌和保护胃黏膜制剂在促进溃疡修复、改善患者症状方面有一定效果，但临床仍有许多患者症状改善不明显、停药后症状反复等，尤其是合并缺血性心脑血管疾病，长期应用抗血小板药物的患者，消化性溃疡的治疗难度更大，甚至可引起严重的消化道出血。

消化性溃疡的病因病机多为肝郁血瘀化热、脾胃升降失司。消化性溃疡的中医治疗方法目前仍主要为整体辨证治疗，包括疏肝解郁、活血通络止痛等。消化性溃疡的整体辨证治疗若与局部辨病治疗相结合，注意整体温阳、局部清解郁热，往往可进一步提高疗效。

脾升胃降，是脾胃受纳运化的前提。脾胃位于中焦，为气血升降的枢纽，属土，受纳万物而化之，所以机体内生病邪易积滞中焦，影响脾胃的腐熟运化。消化性溃疡的中医病机多为脾胃同病，基本特点之一是升降失调，脾气不升，胃气不降，气机结滞于中焦，酿热伤肌。脾喜热恶寒，胃喜凉恶热，脾胃性喜寒热特点的不同决定了其病理改变多为寒热错杂互结。一般而言，消化性溃疡病的病机整体多表现为阳虚、气虚，局部多有郁热积滞。胃溃疡多以局部郁热为主，十二指肠溃疡多以整体虚寒为要。但无论胃溃疡还是十二指肠溃疡，尽管有偏寒偏热的不同，但大多属寒热错杂为患。疾病急性期，寒热并重，或热重于寒；慢性期则多

偏于虚寒,或表现为虚寒郁热。

肝胆气机的疏达与否,直接影响脾胃气机的升降。肝气不能疏泄调达而横逆,则可致脾胃气机郁滞、蕴而化热、伤肌腐肉,引起消化性溃疡的发生。此外,若消化性溃疡日久不愈,气虚或气滞血行不畅,也多可导致瘀而化热加重溃疡病变。

1. 辛开苦降

辛开苦降,调和脾胃气机升降,是治疗消化性溃疡的重要环节。辛甘发散为阳,辛可升可散,助脾气之升,散脾胃结滞;酸苦涌泄为阴,苦能降能泻,助胃气之降。脾气升则运化有权,胃气降则受纳司职,辛开苦降,顺从了脾胃特性。张仲景《伤寒论》的五泻心汤,尤其是三个半夏类泻心汤,皆为辛开苦降配伍,升降相因为用:升中有降而升不过散,降中有升而降不下陷,对改善消化道溃疡患者胃脘"痞满"的症状有较好作用。治疗消化性溃疡用药一般需要寒热并用,根据疾病寒热的偏颇调整寒热药物的用量。寒热互用既可避免温热药物伤阴耗气,又可防止寒凉药物遏抑气机。因疾病发展的阶段不同和患者体质禀赋的差异,患者表现症状的偏寒偏热程度会有不同变化,治疗须根据病机寒热失衡的侧重,权衡用药。

《伤寒论》半夏泻心汤为辛开苦降、寒热并用的代表方。半夏泻心汤方中干姜温运中焦,用量不宜过大,轻用则性稍散,重用则性多守,一般10g左右。为助其升,可配合紫苏叶、防风等辛散之品。黄连为苦降之主药,用5g~10g即可,量大则寒伤胃气、易壅遏气机,不利于苦降痞满。为助其降,可稍加枳实、杏仁、陈皮等,此类药降气而不苦寒。寒热痞满病情轻者,可合用苏叶黄连汤;若寒热征象不明显、阵发性疼痛者,可用枳实配防风,一般用枳实10g~15g,防风5g~10g,有较好的升降气机、理气止痛的作用。若胃脘痞塞或胀满较甚,或按之硬痛者,则病机以胃失和降为主,应重用降气散结,可根据偏寒偏热的不同选用大黄黄连泻心汤或附子泻心汤,或在半夏泻心汤的基础上加大黄、枳实、厚朴等,以求胃腑通降、结滞得散。若脾胃虚弱、寒热互结、虚满不适,则宜用甘草泻心汤,重用方中的人参补气,加强补中运脾。

辛开苦降法主要用于消化性溃疡寒热错杂、气结痞满的患者,一般不长期应用。痞满减轻或消失,或脾胃气虚、阳虚症状较重而有轻微痞满症状者,即当以甘温补脾为主,少佐苦寒之药,常选连理汤或附子理中汤加黄连。方以理中汤或附子理中汤温升脾阳,少用黄连和降胃气。此类方剂守而少动,往往升降之力不足,可在甘温补脾基础上加紫苏叶、防风助升,陈皮、厚朴助降,以和降胃气。

2. 疏肝调脾,活血生肌

慢性消化性溃疡病病程长,多虚实寒热夹杂,且以虚寒为多,故疏肝理气不可用性烈力峻药,如青皮、莪术等,宜用醋柴胡、香附、白芍、防风、紫苏梗、香附等药性平和之味。用量亦不宜过大,用时亦不宜过长,以免克伐胃气、耗气伤阴。即使肝胃郁滞明显,也不宜长服,应以时刻顾护胃气为要。此外,消化性溃疡脾胃虚寒、升降失常,常可影响肝胆气机疏泄,每有因气虚、阳虚导致肝郁者。若患者一派气虚症状,兼见肝郁,单用疏肝理气,则愈疏正气愈虚。气虚阳虚兼有肝郁,多是土不疏木达木、土虚而木郁。补气运脾,使清升浊降,则郁木自可疏达。此时治疗当补气为主,辅以疏肝为法,重用生黄芪。生黄芪不仅善升脾胃清气,也善升肝胆风木少阳之气。古人有黄芪补肝之谈,验之临床,对于脾胃气虚兼肝气郁滞者,重用生黄芪确有效验。中气得补得升,浊阴得泻得降,则郁滞肝气易于疏畅条达。因此,临床对此类病证,多于大剂补气药中少佐疏肝之品。

久病多瘀、久病入络，阳明胃为多气多血之腑，消化性溃疡局部多有瘀血阻滞。化瘀通络可改善局部血运，促进溃疡面的愈合。对于消化性溃疡，活血祛瘀一般应注重三点：一是单纯血瘀者较少，多数气滞血瘀并见，故活血通络以选兼有疏肝作用且性味平和的活血通络药为宜，如赤芍、川芎、丹参、玫瑰花、当归尾等，既不伤正，又气血双调，忌选用三棱、莪术、土鳖虫、水蛭等峻猛破血散结之品；二是用药不宜寒凉，以偏于温通为宜。血得温则行，且本病多以脾胃阳虚为主，故不可因局部瘀热而过用寒凉活血药，以免寒遏血脉致瘀结难解，病情缠绵难愈，故临床通常不用凉血活血药如生地黄、虎杖、牡丹皮等，即使应用，亦多与温通之品配伍，常选用温性活血药如桂枝、川芎、当归尾等；三是活血兼以生肌，消化性溃疡病的血瘀多是久瘀而非新瘀，欲促使溃疡愈合，祛瘀须有利于生新，故常选用具有祛瘀生肌作用的三七、赤芍等。在此基础上，佐以收敛生肌药白及、琥珀，常可获得一定效果。

3. 甘温补气、温运脾胃

脾胃虚寒多是消化性溃疡，尤其是十二指肠溃疡的主要病机，辛甘温补属正治之法，但具体临床，病情多虚实夹杂，常有偏于虚寒和实寒的不同，相应治疗方法则有辛温散寒和辛甘温补阳的差异。若脾胃寒滞，症见胃脘痛甚、口泛清水、喜温而不喜按，舌苔白厚或滑，治当以辛温散寒，药用良姜、干姜、吴茱萸等。阳气被遏，气机不畅，寒滞气亦滞，临床常配伍理气行滞药如紫苏叶、玫瑰花、香附等，尤其紫苏叶，既能和胃助运，又能升发脾气。若脾胃阳虚，胃脘痛隐隐、喜温喜按、舌苔薄白、脉沉细或沉弱，则当甘温助阳。阳虚多为气虚之渐，每与气虚并存，但有所偏重。若阳虚不甚而气虚较重，可用甘温补气为主，少佐辛温助阳之剂,如黄芪建中汤,以桂枝配黄芪、炙甘草、大枣、饴糖甘温助阳;若阳虚较甚,其病机有二端:一是火不生土,命火不足,"釜底无薪";二是阳不化气,气化失常,水湿内停,即所谓"湿胜则阳微"。治疗方法均应以辛热为主,甘温为辅。脾胃乃柔脏,非刚不能复其阳,故当用辛甘温热之剂,以附子理中汤为主方。附子、干姜用量可略大,方中以党参、炙甘草配伍附子、干姜以奏甘温助阳之效。若阳微湿盛,可加苍术、白术、茯苓、肉豆蔻等运脾化湿;若脾胃阳虚而胀者,切勿见胀治胀,单用理气消胀之品会愈疏则愈胀。"脏寒生满病",此时温中可消胀,用温热之剂可达到消胀目的。单纯温热腹胀不祛者,再加理气消胀药如大腹皮、枳实、厚朴等。

4. 整体温阳、局部清化瘀热

消化性溃疡日久不愈,临床多表现为虚寒症状,如遇暖或热敷则舒,遇冷则重,大便溏薄等。随着消化道纤维内镜的临床应用,人们已能够清晰看到消化性溃疡病局部的病理改变,临床有必要将整体辨证和局部辨病结合,辨析整体和局部的关系,客观把握疾病的病机。一般而言,本病慢性阶段的病机多有整体阳虚、局部瘀热的特点。《素问·六元正纪大论》云:"火郁之发,胃痛呕逆。"《素问·至真要大论》云:"诸呕吐酸,暴注下迫,皆属于热。"后朱丹溪提出:"病得之稍久则成郁,久郁则蒸热。"李东垣对脾胃疾病有阴火之论,每于甘温补气中稍佐清透郁热之药。消化道内镜观察活体组织溃疡病理形态的变化,发现溃疡局部有黏膜隆起、肿胀、充血糜烂、出血等瘀热致病的病理改变。消化道内镜亦为肉眼直视观察,应为中医诊察疾病视野的延展。根据中医辨证,肿胀、充血糜烂等病机应为热毒瘀结,犹如皮肤疮肿溃疡一样。热之所过,血为之凝滞;热盛则肉腐,肉腐则为脓。基于此认识,近年来有不少医家运用治疗外科痈肿的清热解毒祛腐、活血生肌药治疗消化性溃疡病,取得较好疗效。笔者常用大黄、白芷、三七、甘草各等分,研末冲服,每次 3g,每日 2 次,治疗本病。方中大黄清化瘀热,白芷、三七祛腐生肌,甘草调和诸药。郁热较重、黏膜糜烂甚者,加儿茶 1.5g,以增加消散郁热、祛腐生肌之功。其他具有消热敛疮、祛腐生肌的药亦可选用,如白及、珍珠母等,显示有较好作用。总之,"热瘀内蕴、腐肌伤肉"为消化性溃疡局部辨证的一个主要病机,但由于本病发展缓慢,往往整体症状明显,局部症状不典型,或为整体症状所掩盖。因此,治疗须注意整体温运和与局部清化结合。临床上大多数溃疡病患者常喜热食、或进冷食即加重的症状,这一症状并非都是寒证或虚寒证,因胃内局部有郁滞或结滞,遇寒则凝、遇热则散,所以进热食多较舒适,但这不能排除局部热瘀的存在。即使许多整体辨证属阳虚寒滞的患者,也应考虑局部的瘀热。

5. 胃溃疡治以寒、十二指肠溃疡偏以热

消化性溃疡的临床治疗,还应注意溃疡发生的部位不同,治疗方法常有不同。胃和十二指肠溃疡的发病机理不同:胃溃疡多是幽门运动失调、胆汁反流入胃引起的胃黏膜屏障损害,以防御因子减弱为主;十二指肠溃疡则多由于胃壁细胞总数增多,分泌大量盐酸使胃酸升高,属攻击因子过强为主。胃溃疡的病变部位在胃,病机主要是寒热错杂、肝胃不和,治疗多应以辛开苦降、平调寒热或疏肝和胃、理气止痛为法,常选半夏泻心汤、左金丸、柴胡疏肝散等加减,不用或少用制酸剂,酌情加调理升降之品,重在降胃;十二指肠溃疡病变在肠,病变重点在脾,多由脾虚生湿生寒、耗气伤阳而致,脾虚寒湿为主要病机,治疗常用温阳益气、健脾化湿之法,方取小建中汤、附子理中汤等加减,适当配伍制酸

之剂。若湿邪偏盛，则重用白术、苍术、砂仁、藿香等健脾祛湿之剂。但临床亦有少数胃溃疡属虚寒者，十二指肠溃疡亦有寒热错杂，甚或肝胃郁热者，不应过分拘泥。

总之，消化性溃疡是消化系统常见的慢性病，一系列消化功能紊乱的症状常严重影响患者生活质量，严重者还可导致上消化道大出血，甚至影响患者生命。中医治疗消化性溃疡，关键在于调和脾胃，主要治法包括辛开苦降、寒温并用、疏肝理气、活血通络等，多可弥补单纯西医治疗不良反应多、病情容易反复的不足。在中医的脏腑中，脾胃是典型的阴阳、寒热、升降相辅相成的表里脏腑，且胃为多气多血之腑，易有病邪留滞或气机不畅，致生郁热或瘀热病变。因此，根据脾胃脏腑气机升降特点，调和脾胃；结合寒热错杂特点，温阳清化。临床才可获得满意疗效。

二十一、滋肾温肾、搜剔骨骱经筋 寒湿瘀热，治疗类风湿关节炎

类风湿关节炎（rheumatoid arthritis，RA）是一种常见的以关节组织慢性炎症病变为主要表现的自身免疫性疾病。RA 主要侵犯手足小关节，基本病理改变为关节滑膜炎症细胞浸润、滑膜翳形成、软骨及骨组织侵蚀。滑膜发生反复炎症，最终导致关节结构破坏、强直畸形和功能丧失。类风湿关节炎不同于一般的风、寒、湿、热痹证，邪在经络肌腠，通络祛风化湿可使病邪化解。类风湿关节炎属于中医"顽痹""骨痹""肾痹"等病的范畴，寒湿病邪在骨骱经筋，且常和瘀血痰浊胶结在一起，蕴而化热酿毒、伤骨败筋、难解难去。故其治疗用药和一般的风寒湿热痹明显不同。

RA 急性起病，关节红肿、疼痛剧烈、难以屈伸，伴有发热或高热、口渴者，多属风湿热毒邪壅结经筋血脉、骨骱。此时治疗当

大剂养阴清热、凉血活血，佐以通络止痛，笔者常用生地黄、赤芍、玄参、丹参、当归、山羊角、白芍、金银花、秦艽、络石藤、薏苡仁、甘草等治之。方中重用生地黄、玄参、山羊角滋阴清解骨骱经筋热毒；丹参、赤芍、白芍、当归养血凉血活血、祛瘀通络和脉；金银花、秦艽、络石藤清热解毒、通络止痛；薏苡仁清化湿热；甘草调和诸药。舌苔黄腻、脉滑数、四肢沉重者，加海桐皮、防己清热利湿。RA 急性发病之热毒，尽管可表现出气分实热症状，如高热、汗出、口渴等，但因其多为热毒在阴分和经筋、为邪正相争的反应，故非单用白虎类清解气分邪热可以奏效；亦不宜大剂栀子、黄芩、黄连等苦寒清热，以免伤阴化燥。经筋骨骱热毒，总以大剂养阴清热、凉血活血伍以清热和络之品为宜。大剂养阴，既可引诸药直入血分、阴分，又可滋阴荣筋、凉血散血，血脉调和则血分、阴分热毒易祛易散，关节经筋蕴结之热毒易解，关节红肿、疼痛剧烈等自可减轻或得到缓解。

RA 慢性起病或缓解期关节肿痛、畸形僵直者，病多属肝肾亏虚、寒热错杂、痰瘀互结。此时治疗不仅要注意不通则痛，更应注意不荣则痛。不通则痛在于风痰湿瘀胶结，或蕴而化热，阻遏经筋血脉、骨骱；不荣则痛在于阳（气）虚失于温养，阴虚失其荣养。此时治疗宜寒热并投、阴阳并补，重在补肾，尤其在甘温补肾阳。血脉经筋得阳气温煦才能调畅，胶浊湿邪得阳气才可温化。对慢性起病或缓解期类风湿关节炎患者，笔者常用桂枝芍药知母汤合四妙散加生地黄、川续断、巴戟天、当归、骨碎补、淫羊藿等治之。方为：生地黄、巴戟天、川续断、当归、红花、骨碎补、桂枝、白芍、知母、附子、苍术、黄柏、薏苡仁、川牛膝。小关节肿痛为主者，加全虫、威灵仙、桑枝；髋关节疼痛为主者，加鹿角胶、重用川续断至 20g 以上；关节肿胀尤其是大关节者，加防己、海桐皮、制南星清化痰湿。此方寒温并投,补肾时重用养阴,佐以甘温助阳以微生少火、暖肾经阴寒。此外,补肾注意强筋壮骨,使筋骨壮而邪不滞留。祛湿浊采用四妙散,不取三仁汤之宣化,是因其湿浊在经筋,深伏于里,非轻扬宣化可解。病程日久,偏阴虚有热者,重用生地黄、当归、白芍、知母;偏阳虚寒凝者,重用巴戟天、骨碎补、桂枝、附子,生地黄可易为熟地黄。但无论偏寒、偏热,补肾强筋健骨皆是 RA 治疗必不可少的一个重要环节。

在 RA 发病过程中,肿胀的关节或者长期侵犯的关节,常有关节局部温热感,尤其是肿胀的关节局部,此并非因实热蕴结而致,乃邪(多为痰瘀互结)闭经络关节,郁久而发热,不可轻率投以寒凉清热之药,遏其气血经脉运行,加重病情。反之,湿热或邪毒阻遏气血、血脉,关节局部或肢体亦可有发凉的感觉,此为邪闭气血不畅之故,若投以温热散寒,亦徒使病情恶化。辨 RA 或其他慢性病的寒热,应详细结合全身的症状和舌脉而定。此外,血沉的快慢和本病的寒热亦有一定的关系。一般而言,血沉快者,多为热证和虚热证;血沉不快者,多属虚寒或寒热错杂证,可供临床参考。

RA 局部关节肿大、日久不愈者,可采用外治法。药物外敷,使药物直接作用于局部,有助于关节肿胀的消散和功能的恢复。关节肿胀多为痰、湿、瘀互结,聚积于经筋骨骱。外治宜偏于温散,使局部气血通畅,郁结之邪易于化解,即使关节局部轻度发热,亦多属病邪瘀阻生热,不宜用苦寒清热之品外用,以防邪气郁结更甚,但关节局部红肿热痛者除外。关节肿大、皮肤微温、肤色瘀暗者,可用炮姜、赤芍、白芷、川乌、草乌、大黄,共为细末,温酒拌药外敷;关节局部温热、肤色不变者,可用独活、白芷、赤芍、苍术、白芥子,共为细末,温酒拌药外敷,可望收到一定消肿止痛的效果。

　　总之，RA病位在骨骱经筋，病邪为风、寒、湿、热、瘀血、痰浊胶结，本虚多为肾虚或肝肾亏虚。"不通则痛"，经筋骨骱失荣亦痛，RA慢性发病或在慢性缓解期，以后者居多，治疗应以温肾、暖肝、填精为主，佐以祛邪；肝肾不虚，温养经筋骨骱，病邪才不得深伏。急性发病者，多以经筋骨骱湿热、热毒为主，当急则治其标，以清热化湿解毒为主，辅以味厚滋阴补肾，以使药达病所。病情缓解后则补肝肾为主，清解余邪为辅，以巩固疗效。慢性缓解期急性发作者，既有热毒湿热症状，又兼有肝肾亏虚，治疗当补肝肾和清热化湿解毒并施，不能一味祛邪，以免伤正，致病情迁延。